AF455423

CONSEILS SUR L'HYGIÈNE.

CONSEILS

SUR L'HYGIÈNE,

PAR B. DÉCOSTE,

MÉDECIN-VÉTÉRINAIRE A SÉZANNE,

Ancien vétérinaire militaire en premier au 1er régiment de Cuirassiers de l'ex-garde

MEMBRE CORRESPONDANT DE LA SOCIÉTÉ D'AGRICULTURE,

COMMERCE, SIENCES ET ARTS DU DÉPARTEMENT DE LA MARNE, etc.

L'hygiène est de toutes les branches de la médecine celle qui devrait être la mieux observée. L'inobservation des lois hygiéniques occasionne à l'agriculture des pertes considérables.

B... D.....

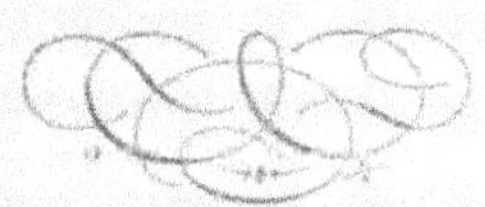

CHALONS,

BONIEZ-LAMBERT, IMPRIMEUR-LIBRAIRE.

1853.

COMICE AGRICOLE DU DÉPARTEMENT DE LA MARNE.

RAPPORT

SUR L'OUVRAGE DE M. DÉCOSTE,

AYANT POUR TITRE

CONSEILS SUR L'HYGIÈNE.

COMMISSAIRES :

MM. GAYOT, PONSART ; AUMIGNON jeune, *rapporteur*.

MESSIEURS,

Sous le titre de *Conseils sur l'Hygiène*, notre collègue, M. DÉCOSTE, médecin-vétérinaire à Sézanne, vient de nous présenter un travail qu'il soumet à votre appréciation : votre commission s'empresse de vous faire connaître le résultat de l'étude qu'elle vient d'en faire. M. Décoste a pu réunir en somme dans son mémoire tous les détails importants aux règles de l'hygiène. Nous n'essaierons pas de le suivre dans chacun des sujets qu'il traite, ce serait un autre travail que le temps ne nous permet pas de faire.

Les ouvrages qui traitent de l'hygiène sont nombreux, tous sont établis sur un plan trop développé pour être accessibles à l'intelligence et à la bourse de tout le monde. Notre collègue a pu admettre des limites plus restreintes, et c'est un mérite que nous voulons faire ressortir ; il a traité cependant d'une manière assez large toutes les matières. M. Décoste a commencé son ouvrage par l'étude des étables, écuries, vacheries, de l'air pur et de celui qui a servi à la respiration : les aliments en général, et en particulier les foins, leur préparation, leur conservation, les caractères du bon foin, enfin les équivalents nutritifs de toutes les substances qui servent à l'alimentation des animaux. Cette dernière étude est de la plus grande utilité pour régler les rations. L'auteur prouve qu'il est bien pénétré de l'importance du foin chez le cultivateur ; en effet, c'est le pain de tous les animaux, c'est lui qui fait prospérer le bétail s'il est bon, c'est lui qui tue s'il est mauvais, c'est toujours lui la source de tous les engrais. Vient ensuite l'examen des autres aliments, pailles, son, avoine, vert, et leur meilleur mode d'administration : l'étude des boissons, de l'eau en particulier, tout prouve le soin que l'auteur a mis à ne rien oublier ; le pansage, le harnachement, sont décrits avec simplicité et précision : tout annonce l'homme observateur, l'homme pratique.

Nous recommandons tout spécialement ce travail aux cultivateurs ; ils y trouveront des notions exactes, sages, sur la tenue et la direction de leurs animaux ; ils ne seront pas obligés de lire des volumes entiers pour en tirer une idée ; ils y rencontreront un langage clair quoique simple.

Messieurs, le nom qui nous occupe n'est pas nouveau pour le Comice, M. Décoste a déjà largement payé son tribut à l'agriculture en fournissant périodiquement des travaux de la plus grande utilité. Vous devez encourager un homme dont le zèle n'est pas douteux, et dont le travail incessant nous promet encore mieux pour l'avenir.

Votre commission, sur les motifs qui précèdent, a l'honneur de vous proposer d'accorder à M. Décoste, médecin-vétérinaire à Sézanne, pour son traité sur l'hygiène, 1° une médaille d'argent, grand module ; 2° l'impression de l'ouvrage, et l'engager à vouloir bien continuer ses intéressants travaux.

CONSEILS SUR L'HYGIÈNE,

PAR B. DÉCOSTE,

MÉDECIN-VÉTÉRINAIRE, A SÉZANNE,

Ancien vétérinaire militaire en premier au 1er régiment de Cuirassiers de l'ex-garde, Membre correspondant de la Société d'agriculture, commerce, sciences et arts du département de la Marne, etc.

> L'hygiène est de toutes les branches de la médecine celle qui devrait être la mieux observée. L'inobservation des lois hygiéniques occasionne à l'agriculture des pertes considérables.
>
> B... D.....

L'hygiène est la science de la conservation de la santé; elle a pour but d'examiner toutes les choses qui ont quelque influence sur les animaux bien portants, qu'elles dépendent ou non de leur organisation; et elle nous enseigne en même temps à profiter de celles qui peuvent être favorables et à neutraliser celles qui pourraient au contraire exercer une fâcheuse influence.

La connaissance de l'hygiène est donc indispensable à ceux qui s'occupent des animaux domestiques. La judicieuse application de ses préceptes procure le bien être à ces animaux, et contribue à la fortune de leurs propriétaires, en raison de la nature des services que l'on en tire. Ces agents passifs et énergiques de la force de l'agriculture ont une valeur telle que leur conservation est d'un intérêt du premier ordre.

> « Est-il surprenant que les hommes chargés des » destinées des peuples, que les bienfaiteurs de l'hu- » manité aient dirigé, dans le commencement des so- » ciétés toutes les forces de leur génie vers des sujets » d'un aussi haut intérêt, et qu'ils aient cherché dans » l'hygiène les moyens d'améliorer le sort de leurs » semblables ? »
>
> (L. ROSTAN, *Cours élémentaire d'Hygiène*, 2e édit.)

L'hygiène nous apprend à connaître l'influence des divers agents, en nous indiquant comment l'usage de tel agent occasionne telle ou telle maladie; elle enseigne à éviter les choses nuisibles et à faire un bon usage des choses utiles. Un précepte dont on ne saurait trop se pénétrer, c'est qu'il existe plus de moyens pour préserver les animaux de maladies que pour les guérir. On doit toujours chercher à puiser les secours les plus efficaces dans les agents prophylactiques, et, pour le propriétaire, prévenir coûte moins cher que guérir.

Cet examen nécessite la connaissance préliminaire de l'organisation animale, des phénomènes de la vie et des propriétés particulières des corps, c'est-à-dire de toutes les sciences naturelles dont l'étude, sous le rapport de la médecine vétérinaire, trouve son application dans la thérapeutique pour la guérison des maladies, et dans l'hygiène pour la conservation de la santé.

Quoique les fonctions s'exécutent librement, que la santé soit pleine et entière, l'organisation peut ne pas être la même; il serait difficile de rencontrer deux animaux de la même espèce, précisément constitués de la même manière. Les principales causes de ces diversités d'états sont : 1° la prédominance de certains appareils; 2° la différence des âges; 3° des sexes; 4° des races; 5° des dispositions héréditaires, etc.

On doit donc bien se pénétrer de cette pensée, que dans le nombre des animaux de la même espèce, ils ne sont pas tous également constitués; c'est dans l'organisme que l'on doit chercher les diverses espèces de constitution.

En effet, les diverses parties qui entrent dans la composition du corps, ne se trouvent pas toujours dans un rapport tel qu'il en résulte un équilibre parfait. Tantôt l'appareil gastrique (estomac) domine, et de cette prédominance rés lte un type particulier d'organisation. Tantôt ce sont les appareils respiratoires, et de là une nouvelle constitution. D'autres fois, ce sont les appareils de la locomotion, etc.

Ce sont ces diverses prédominances qui caractérisent les constitutions organiques diverses, et cela rend suffisamment compte de ces variétés sans nombre de tempéraments.

Le propriétaire doit étudier les différentes constitutions de ses animaux et les soumettre à un régime différent.

En effet, c'est en classant les animaux d'après leur état de force physique, et la manière de satisfaire leur appétit, que l'on arrivera à obtenir d'eux un meilleur service, et à les conserver plus longtemps.

Classer ensemble les animaux mangeant avec une égale vitesse, ceux qui mangent avec lenteur, ceux enfin qui sont prédisposés à certaines affections, à la pousse par exemple.

Cette méthode de classification offre d'immenses avantages ; ainsi en mettant ensemble des chevaux qui son doués d'une égale vigueur, qui mangent tous aussi rapidement, on sera parfaitement sûr que chacun d'eux aura pris une quantité suffisante d'aliments.

Le classement pour le travail n'est pas moins important : que de bons chevaux, jeunes et vigoureux, n'arrivent pas à la fin de leur carrière, parce qu'ils ont été placés avec des chevaux lourds, paresseux ! Les services de diligences, de roulage, de culture, nous en offrent tous les jours des exemples.

Ce n'est pas toujours le service fatiguant et régulier qui use le plus vite le cheval, mais le défaut d'ensemble dans l'attelage ; la mauvaise répartition du poids à traîner, le peu d'union des travailleurs et trop souvent la mauvaise surveillance des conducteurs. Inconvénients graves, pas assez réprimés : la loi Grammont (pour la protection des animaux), mise en vigueur, pouvait amener d'heureux changements contre ces tortures que l'on fait endurer aux animaux ; mais le peu de surveillance fait échouer tout le bien que l'on pouvait en attendre.

Des Écuries.

Un grand nombre de ces bâtiments n'offrent aucune des conditions hygiéniques, pour donner aux animaux un logement salubre. Bien des personnes aiment à placer les chevaux dans une écurie dont la température est élevée : elles ont tort, car la décomposition de l'air a surtout lieu dans les rassemblements d'individus, et c'est surtout, quand la température est chaude, que l'influence des causes de maladie se fait le plus puissamment sentir.

Rarement les épidémies qui tiennent de l'empoisonnement par les gaz délétères ont lieu par le froid, tandis qu'elles deviennent très fréquentes par la chaleur.

On peut, sans grand inconvénient, mal loger un ou deux chevaux ; mais, on ne peut impunément en loger une dizaine et plus. Pour prévenir les inconvénients qui résultent du passage d'un milieu plus chaud dans un milieu plus froid, la température des écuries doit être en rapport avec celle du dehors. Ainsi, supposons le thermomètre descendu à huit degrés. Eh bien! la température des écuries ne devra pas s'élever à dix degrés au-dessus de zéro.

J'ai vu des écuries dont la température était à vingt et vingt-cinq degrés au-dessus de zéro quand le thermomètre marquait au dehors sept à huit degrés au-dessous, ce qui donne une différence énorme, lorsque les chevaux sortent de l'écurie.

On ne peut contester l'existence des matières animales dans l'air non renouvelé où séjourne une certaine quantité d'animaux ; elle se trahit souvent par une odeur repoussante et une impression irritante sur les yeux ; c'est ce qui a fait dire : Voulez-vous connaître si une écurie est assez aérée, faites entrer un aveugle. Il ne voit pas, mais il sent bien.

L'air privé des qualités chimiques propres à entretenir l'hématose normale doit nécessairement finir par agir d'une manière délétère sur l'organisation des poumons et de tous les autres organes, puisque le sang a perdu de ses qualités vivifiantes. De là ces altérations d'abord légères des poumons, de là l'altération des globules du sang, et par suite des autres éléments du sang. Si les chevaux demeurent longtemps sous l'influence d'un air aussi vicié, le système sanguin artériel paraît diminuer et le système veineux augmenter, comme le prouve la teinte des membranes.

Les choses continuant à se passer ainsi, il y a bien évidemment une diminution générale des forces. Voilà comment on peut expliquer le manque d'énergie des chevaux logés dans les écuries infectées d'un air irrespirable, la quantité de malades et la fin prématurée de tant de bons chevaux.

L'empoisonnement des animaux se fait lentement, gagne

de proche en proche tous les organes, et par suite occasionne des affections très graves (septiques).

D'après les savantes leçons faites au collége de France par M. Magendie (1852).

Il est bien constant que la respiration est la principale voie par laquelle nous sommes continuellement exposés à l'action des gaz, des vapeurs, des émanations, des poisons rapides dont le développement ultérieur peut amener des accidents mortels. La plupart des substances qui pénètrent ainsi dans le corps sont de nature à altérer la composition du sang et à troubler les mouvements vitaux.

Un fait, on ne peu plus concluant, s'est passé aux Essarts-le-Vicomte, à la ferme des hospices de Paris, actuellement exploitée par M. Carle.

Depuis bien des années, les fermiers perdaient beaucoup de chevaux; le fermier le moins surveillant, le moins soigneux était celui dont les pertes étaient inévitablement plus grandes. Mais, en 1850, cet inconvénient n'existait plus; car M. Carle apportait dans les soins de son écurie toute l'attention possible sur le régime et le bon pansement. Cependant, tous les chevaux ont été malades, les affections étaient toujours de même nature (maladie des organes respiratoires quelquefois avec des complications), tous ont guéri; mais les causes existant toujours, les mêmes effets se reproduisirent encore. De nouvelles dispositions furent prises, des ventilateurs plus grands et mieux disposés furent établis, et la maladie cessa pour ne plus reparaître.

Après ces changements (octobre 1850), les chevaux convalescents, ceux qui étaient malingres ont fait les semences de blé (150 arpents), et ils se sont tous rétablis en travaillant.

En 1832, dans une ferme de Villeneuve-lez-Charleville, appartenant à M. le comte de La Briffe, les chevaux avaient des opthalmies qui, par suite desquelles quelques-uns étaient aveugles ou borgnes. Il fallait une cause grave pour faire développer et entretenir cette maladie chez des chevaux qui ordinairement travaillent aux champs une partie de la journée. C'était le défaut de ventilations. Il était impossible de rester debout dans l'écurie sans fermer les yeux, tant les exhalaisons des matières animales étaient concentrées et la lumière y vivait à peine. Les domestiques interrogés déclarèrent qu'ils préféraient coucher dans les granges.

On établit des ventilateurs dans cette écurie, et la maladie disparut comme par enchantement (1).

Il faut de l'air aux chevaux qui vivent réunis en assez grand nombre ; une seule chose à éviter : ce sont les courants. Les partisans de la température élevée des écuries paient tôt ou tard les erreurs d'une pratique qui ne peut s'appuyer sur des raisons plausibles.

J'ai connu des écuries où les affections des voies respiratoires se renouvelaient fréquemment ; puis la morve en était trop souvent la conséquence.

Des plaies légères s'ulcéraient et dégénéraient en farcin. Je citerai entre autres l'écurie de la poste de S......., où les chevaux, entassés et privés d'air, tombaient souvent pris de chaleur. Malgré les observations renouvelées, un nouveau maître de poste voulut marcher sur les traces de l'ancien, l'affection continua avec plus de gravité ; force fut de changer les chevaux d'écurie, et cette mortalité cessa.

Doit-on maintenant être étonné de la mauvaise qualité de bien des chevaux et du peu de services que l'on en retire, lorsque tant de causes existent ?

Dans les régiments de cavalerie, les pertes en chevaux étaient considérables ; les causes étaient principalement dans l'encombrement des chevaux dans des écuries trop petites, pas assez aérées, dont l'air sans cesse vicié occasionnait ces affections graves des voies respiratoires. Ces causes persistantes entretenaient ces maladies ; la morve et le farcin en étaient presque toujours la conséquence.

Les études hygiéniques ont amené de grandes améliorations dans le casernement et dans le régime ; améliorations bien senties dans la santé des chevaux, puisque les pertes ont déjà diminué de plus de 30 pour $\frac{0}{0}$.

Je pourrais multiplier les observations, accumuler les

---

(1) Je dois un témoignage de justice à M. Lemonnier, régisseur de M. le comte de La Briffe. Vu l'urgence des ventilateurs, des ouvriers ont été immédiatement envoyés pour faire cesser ce malheureux état de choses.

preuves et porter de plus en plus la conviction dans l'esprit des hommes impartiaux; mais ce que j'ai dit doit suffire pour établir d'une manière incontestable la nécessité de renouveler l'air dans les écuries, et d'y maintenir une température plutôt trop basse que trop élevée. Dans l'été, la température des écuries se rapproche assez souvent de celle de l'extérieur ; aussi, faut-il, en prenant toutes les précautions possibles pour éviter les courants, laisser à l'air du dehors un libre accès par les ouvertures supérieures dont on peut disposer; car, comme on le sait, c'est surtout pendant les chaleurs de l'été et de l'automne que les émanations miasmatiques sont le plus à redouter.

Les écuries doivent être d'autant plus aérées qu'elles contiennent un plus grand nombre d'animaux dans un espace restreint. L'air doit arriver en quantité suffisante par une ventilation bien entendue, soit au moyen de croisées disposées régulièrement, autant que possible, pour établir la ventilation, soit au moyen de cheminées d'appel.

Par des circonstances de position de voisinage, on peut se trouver dans l'impossibilité d'établir des ventilations aux murs des écuries, vacheries ou bergeries, l'air de ces habitations, par sa température élevée, occasionne la décomposition des matières animales. Ces corps gazeux, la plupart plus légers que l'air atmosphérique, s'élèvent vers la partie la plus haute de ces habitations; mais, si là aucune issue ne leur livre passage, ils s'accumulent par la formation non interrompue des produits gazeux de même nature; l'air bientôt sera entièrement corrompu, et n'aura plus la proportion d'oxigène et d'azote nécessaire à l'une des fonctions les plus essentielles à la vie : la respiration.

Mais alors il faut que des ventilateurs pratiqués au plancher entraînent au fur et à mesure toutes les émanations des produits animaux, et débarrassent l'air de tout principe nuisible.

Ces ventilateurs sont de construction très facile; ils consistent en une cheminée en planches ou en briques sur champ (Voir chez M. Sassot-Numance, à Sézanne, M. Mattret, aubergiste.); ils partent du plancher aussi verticalement que possible, pour aller aboutir à vingt-cinq à trente centimètres au-dessus de la toiture.

Cette cheminée d'appel doit présenter inférieurement une ouverture en forme de pavillon, diminuant insensiblement à la partie supérieure, et ressemblant en tout à un entonnoir renversé.

Ce genre de ventilation a son avantage, c'est de ne pas exposer les animaux à des courants d'air, et de maintenir les logements dans une température presque toujours égale.

Lorsque des propriétaires craignant avec plus ou moins de raison que des ouvertures pratiquées et donnant au dehors des habitations ne nuisent aux animaux, ils doivent avoir recours à ces cheminées qui, malheureusement, ne sont pas d'un usage assez répandu.

Le sol doit être sec, élevé, et donner écoulement au dehors.

Si le sol est perméable aux urines et aux eaux répandues, il doit être renouvelé au moins une fois par an, afin d'éviter la décomposition de ces matières animales.

Le râtelier doit être droit, c'est-à-dire perpendiculaire au mur, autant que possible être élevé de sa partie inférieure de cinq pieds du sol; il doit faire face à la porte d'entrée, afin que l'on ne soit pas obligé de passer derrière les chevaux, et ainsi éviter les accidents. Dans cette position, un coup-d'œil suffit toujours pour examiner l'ensemble de l'écurie et mieuxjuger de l'état de santé des chevaux.

La mangeoire doit être assez large, évasée à la partie supérieure, et à surface régulière pour éviter les amas d'eau, de son ou de grain, qui fermentent et donnent une odeur désagréable; principalement la hauteur doit être de trois pieds à partir du sol.

Pour éviter des accidents qui sont assez fréquents chez les femelles pleines; on devra faire établir les pilastres des portes d'entrée à angle arrondi au lieu de les laisser à angle aigu. Les animaux sont beaucoup moins exposés à se blesser.

D'après la commission d'hygiène de Paris, composée d'hommes les plus compétents dans cette partie de la médecine, et présidée par M. Magendie, membre de l'Institut:

« L'on estime que le cube d'une pièce dans laquelle les » hommes sont réunis pour passer la nuit ou pour séjour-

» ner, doit présenter au moins quatorze mètres cubes par » homme.

» C'est une règle qui est aujourd'hui adoptée au ministère de la guerre pour le casernement des troupes et dans » la plupart des administrations.

» Il n'y a aucun inconvénient à donner un plus grand volume d'air, mais on devrait considérer comme étant dans » des conditions très défavorables, les hommes qui se trouveraient placés dans un espace moindre ; surtout si le renouvellement de l'air ne pouvait pas se faire fréquemment.

» Quinze mètres cubes représentent la capacité intérieure » d'un cabinet qui aurait trois mètres de longueur, deux de » largeur, et deux mètres et demi de hauteur.

» Il est évident que dans l'évaluation ci-dessus, il est nécessaire de retrancher tout l'espace qui pourrait être occupé par le lit ou par les meubles qui existeraient dans » la pièce.

» Il est bon de répéter que le cube d'air n'a rien d'absolu, » que tout dépend de son renouvellement. Ainsi une pièce » quelle que grande qu'elle soit sera insuffisante si l'air » ne s'y renouvelle pas, tandis qu'un petit cabinet pourra » n'être point insalubre, s'il est suffisamment ventilé. Il ne » faut pas oublier toutefois, que cette ventilation, pour » être utile, ne doit point déterminer des courants d'air trop » rapides, ou produire un refroidissement qui pourrait être » préjudiciable à la santé. »

Si la commission d'hygiène accorde 14 à 15 mètres cubes d'air par jour pour un homme, on doit sans crainte d'exagération accorder au moins 45 mètres cubes d'air par cheval. Cette proportion, d'après la différence du développement de l'appareil des organes respiratoires du cheval comparativement à celui de l'homme, cette proportion, dis-je, ne serait pas exagérée.

La propreté des écuries et surtout l'absence de l'humidité, sont deux conditions qu'on ne peut trop recommander.

On doit curer tous les jours au moins une fois. Pendant ce travail on fait évaporer abondamment dans l'écurie les gaz délétères qu'elle recèle par suite de son imprégnation de l'urine et des autres parties excrémentitielles dont la chaleur de l'écurie dégage les parties les plus volatiles.

Sous l'influence de cette même chaleur, les parties aqueuses s'évaporisent et l'air des écuries lourd, épais et irritant ne fournit à la respiration qu'un élément funeste. Souvent le petit nombre et la mauvaise disposition des ouvertures, s'opposent à la sortie de ces vapeurs nuisibles, tandis que l'expansion de ces émanations contrebalançant la tendance de l'air extérieur à pénétrer dans tous les endroits où il peut avoir accès, prive encore les chevaux de son effet salutaire.

Pour éviter tous ces inconvénients, qui sont loin d'être exagérés, et qui contribuent puissamment à la perte des animaux et à la courte durée de leur existence, il faudrait curer pendant la sortie des animaux en ayant la précaution d'ouvrir toutes les ouvertures, et ne les faire rentrer qu'après le renouvellement de l'air. On les préserverait ainsi des maladies auxquelles ils sont le plus fréquemment exposés.

On pourrait semer du plâtre ou de la chaux pour absorber ces matières animales, et pour activer la neutralisation des gaz délétères, qui s'échappent du sol imprégné d'humidité.

Si le sol était dur, solide, peu perméable à l'humidité, et qu'il eut une pente pour l'écoulement au dehors; il serait convenable de laver de temps en temps avec de l'eau de chaux, mieux encore avec du chlorure de chaux pour enlever les résidus d'excréments desséchés qui altèrent la pureté de l'air. Cette opération aurait dans les temps de chaleur un résultat des plus favorables à l'assainissement des écuries, et rendrait à l'air cet aliment nécessaire à tous les êtres organisés, sa composition normale.

La litière doit être blanche, sèche et assez abondante, afin que l'animal étant couché, le corps soit assez éloigné du sol pour ne pas sentir l'humidité et le froid. Une litière dans de bonnes conditions engage l'animal à se reposer, à réparer les fatigues causées par le travail, facilite la digestion, fonction indispensable qui influe sur l'économie toute entière.

Vacherie.

Ce que nous avons dit des écuries est applicable aux étables et aux bergeries. Les étables doivent être d'autant plus aérées, qu'aujourd'hui le régime de stabulation donné à ces animaux conserve et entretient sans cesse dans l'air des émanations délétères. Pendant la saison du vert, les déjections excrémentitielles étant plus abondantes et plus liquides, sont par conséquent susceptibles d'une fermentation plus prompte due entièrement à la nature de ce régime. Pendant cette saison de l'année, la température chaude de l'atmosphère, active, augmente le dégagement des matières animales et rend très souvent l'air insalubre.

Si de plus l'étable n'est pas assez spacieuse (ce qui arrive le plus ordinairement), si les ventilateurs ne sont pas assez multipliés ni assez grands et convenablement disposés, ces malheureuses bêtes se trouvent sans cesse dans une atmosphère dangereuse. De là résulte une série de maladies, principalement les affections pulmonaires si communes dans l'espèce bovine, toujours si graves et qui trop souvent n'ont pas d'autres causes que les mauvaises habitations.

A la ferme des hospices de Paris, aux Essarts-le-Vicomte, dans une grande vacherie, dont les ventilateurs étaient insuffisants et mal disposés, beaucoup de vaches toussaient, et avaient le poil piqué, long, bourru; la peau collée aux côtes. Malgré le même régime et l'appétit qu'elles avaient conservé, plusieurs maigrissaient et quantité avortaient. Des ventilateurs furent percés et mieux disposés, la toux disparut, les vaches recouvrèrent la santé et leur embonpoint, et les avortements cessèrent. Que d'exemples semblables on pourrait citer !

La bergerie manquait également de ventilation, le berger, homme intelligent, se plaignait toujours qu'il ne pouvait entrer dans la grande bergerie, parce que les mères se pressaient, s'entassaient à la porte, et en fermaient l'entrée. Devrait-on méconnaître cette démonstration de l'instinct de conservation ? Ces animaux ne pouvant résister à l'air malsain contenu dans la bergerie, cherchaient l'air pur à la porte faite en barreaux.

Le mobile de l'instinct n'est pas autre chose que le désir

de conservation de son individu, naturel à tous les êtres organisés. L'individu met en jeu l'admirable mécanisme des organes dont il est doué, toujours guidé par la sagesse de la nature, il opère spontanément et toujours bien sans savoir ce qu'il fait, sans l'essayer ni le reprendre. L'animal cherche à parvenir à son but par tous les moyens qu'il trouve à sa disposition.

Au moment de l'agnelage, il arrivait des pertes d'agneaux. Ces pertes avaient pour causes le défaut de santé des mères, occasionné par le manque d'air pur ; l'exhalaison de toutes les bêtes rendait les murs et le plancher humides par suite des vapeurs qui venaient s'y condenser. Des ventilateurs convenablement disposés ont rendu cette bergerie des plus saines. Aujourd'hui la maladie des agneaux a disparu.

Si les chevaux et les vaches étaient en liberté dans bien des écuries et dans bien des étables, on les verrait se porter vers les ouvertures pour respirer l'air pur et rendre aux poumons l'élément indispensable à l'entretien de la vie.

Les poulaillers et les porcheries exigent les mêmes soins hygiéniques que les écuries et les vacheries.

Généralement, les poulaillers sont beaucoup trop petits, sans ventilateurs nécessaires au renouvellement de l'air ; outre ces causes d'insalubrité, le peu de soin apporté dans l'enlèvement du fumier qui, par sa nature, contient un principe ammoniacal très prononcé, fait que l'air est vicié, malsain, et par suite de sa mauvaise qualité occasionne des affections tellement graves que souvent elles sont rebelles à tous les secours de l'art.

Les porcheries demandent une surveillance non moins exacte ; l'animal bien logé, dont l'aération se fait librement, se porte mieux, et se développe plus facilement. La qualité de la viande, qui est toujours la conséquence d'une bonne santé, est plus nourrissante.

De l'air, des gaz et des vapeurs qui peuvent exister dans les habitations.

L'air pur est formé d'un mélange de vingt-et-une parties de gaz oxigène et de soixante-dix-neuf parties de gaz azote, combinaison où se rencontre presque toujours une petite quantité de gaz acide carbonique, jointe à un plus ou moins grand volume de vapeur aqueuse.

Pour que l'air ne pût jamais avoir une fâcheuse influence sur la santé des animaux, il faudrait qu'il se maintînt toujours dans ces proportions ou qu'il s'en écartât très peu. Mais en raison de diverses circonstances, non-seulement les proportions de ces principes constituants de l'air peuvent être changées; mais encore il peut s'y mêler d'autres gaz ou des vapeurs de diverses natures, qui, en l'altérant, diminuent relativement son volume absorbé à chaque inspiration et rendent pernicieuse son influence sur les animaux qui y sont exposés. Chaque inspiration fait pénétrer trois décimètres cubes d'air dans le poumon d'un cheval adulte, de taille moyenne, en repos, bien portant et sous l'influence d'une température moyenne. A l'expiration, cet air a perdu environ un vingtième de son volume; le gaz acide carbonique et la vapeur pulmonaire ont remplacé le gaz oxigène par un tiers à peu près.

Cela se passe ainsi, sans doute, pour les chevaux qui vivent à l'air libre et, à peu de chose près, pour ceux qui habitent des écuries bien aérées; mais non pas pour ceux qui sont renfermés dans des endroits où l'air se renouvelle difficilement, et, où par conséquent, celui qui a déjà été respiré, doit encore pénétrer dans le poumon, avant que le mouvement atmosphérique ait dispersé les parties nuisibles et rétabli l'équilibre entre les parties constituantes.

Ce n'est toujours qu'au détriment de la richesse du sang en principes réparateurs, et conséquemment de l'énergie des organes, de la santé, que les animaux vivent dans un air dont la quantité de gaz oxigène va ainsi en décroissant et s'altère par l'addition d'autres corps. Le gaz azote rend cet air impropre à la respiration, car le gaz azote ne diminue nullement et ne suffisant pas à la respiration, sa surabondance dans un air qui ne se renouvelle pas du dehors, est cause que le sang veineux ne se transforme pas en sang artériel. Cela amène un affaiblissement gradué et, si cette diminution de l'oxigène continue, il peut en résulter la suffocation et enfin l'asphyxie.

L'action du gaz acide carbonique qui remplace une partie de l'oxigène dans l'air expiré, est pareille à celle du gaz azote, et également impropre à l'entretien de la vie, c'est par sa présence seule au détriment de l'oxigène qu'il altère la santé.

Plus pesant une fois et demie que l'air atmosphérique et environ le double de l'azote, il occupe la partie la plus basse des écuries, où sa densité relative le retient.

Le gaz ammoniacal, qui se dégage principalement des excréments des chevaux, est plus léger que l'air à peu près de moitié; il irrite les membranes muqueuses avec lesquelles il se met en contact, principalement celles des voies aériennes. Son abondance dans l'air, proportionnée à la facilité avec laquelle le sol s'imprègne des urines et à leur séjour plus considérable sur le sol, détermine toutes les maladies qui sont occasionnées par la présence prolongée des substances irritantes.

Le gaz hydrogène sulfuré peut infecter les écuries, lorsqu'elles sont assez rapprochées des latrines; c'est surtout quand on les nettoie que son influence se fait le plus puissamment sentir. Ce gaz, des plus meurtriers, n'est pas impunément mélangé à l'air des écuries en telle petite quantité que ce puisse être.

L'air expiré qui a perdu une certaine quantité de son oxigène et qui est remplacé par du gaz acide carbonique, contient en outre un grande quantité de vapeur pulmonaire. Celle-ci, non-seulement contribue à rendre l'air humide, prenant la place de ses éléments constitutifs; mais encore elle l'imprègne d'une odeur particulière, provenant de la matière animale qu'elle renferme. Plus cette matière animale est putrescible, plus l'air dans lequel elle se dégage devient malsain.

Les émanations du corps, produit de sa transpiration insensible, contribuent aussi à vicier l'air auquel elles se mêlent : c'est surtout quand elles s'échappent des chevaux malades ou des exutoires de plaies en suppuration, des produits des affections catharrales (jettage), qu'elles ont une action plus dangereuse, et qu'elles exhalent une odeur plus infecte.

Beaucoup de ces miasmes ont la funeste propriété de faire développer des maladies semblables à celles des animaux desquels ils s'échappent, lorsqu'elles ont un caractère contagieux.

Dans d'autres cas, les affections auxquelles elles donnent naissance, ont quelquefois un caractère de putridité.

Dans le voisinage des eaux stagnantes, des égouts et autres réceptables de matières animales et végétales en décomposition, et surtout en été, lorsque l'ardeur du soleil favorise l'évaporation, l'air est infecté par les effleuves qui s'en échappent.

C'est principalement à cette cause que sont dues les maladies épizootiques ou enzootiques, dont les ravages sont d'autant plus grands que l'on tarde plus à reconnaître ce qui les occasionne, et qu'il est plus difficile de soustraire les animaux aux influences sous lesquelles elles se développent.

Lorsque les émanations putrides proviennent des animaux, il est très facile d'éviter leur funeste influence à l'aide de l'aérement, de la ventilation et des ouvertures plus grandes et mieux disposées, par le lavage des écuries, étables ou bergeries, par l'emploi du chlore, et l'isolement des animaux, qui, par suite de maladies et d'exutoires, deviennent des foyers d'infection.

Il est plus difficile de se soustraire à cette grande cause de maladie, lorsque ces vapeurs miasmatiques dépendent de la localité, vicient l'air et exercent leur influence aussi bien au dehors qu'au dedans.

Les soins de propreté, le régime fortifiant, les fumigations chlorurées, ne suffisent pas toujours, il devient nécessaire d'avoir recours à l'émigration.

Les influences attribuées aux différentes propriétés que l'air peut acquérir, varient selon l'intensité de leur développement, et selon la durée du temps pendant lequel elles exercent leur action ; et dans ces deux cas, selon les dispositions natives ou acquises, constantes ou accidentelles des animaux qui y sont exposés.

Quelles que soient les conditions d'intensité, de durée ou de rapidité des différents états de l'air, leur action sera souvent nulle chez des chevaux jeunes, vigoureux, bien portants, soumis à un service auquel leur force, leur taille et leur volume les rendent propres ; dont la nourriture est suffisante et de bonne qualité; dont les habitations sont saines et qui reçoivent tous les soins nécessaires; tandis qu'elle finira par déterminer la perte de ceux dont l'âge trop peu avancé n'a pas amené le développement complet, de ceux chez qui la vieillesse a produit l'usure ou les fatigues des organes, de ceux qui, quel que soit leur âge, sont d'une constitutiondélicate, molle, maladive, ou de ceux enfin qui sont trop faibles pour le service pour lequel ils ont été choisis. Cette dernière catégorie embrasse un grand nombre d'individus qui sont enlevés par une mort prématurée, soit parce que dans leur jeunesse, ils ont été assujétis à des travaux au-dessus de leurs forces, soit parce qu'ils ont été nourris d'aliments avariés ou insuffisants, soit enfin parce qu'ils ont été placés dans des écuries malsaines.

L'analyse la plus exacte ne fait pas toujours rencontrer dans ces écuries des miasmes virulents, par lesquels se transmettent souvent certaines maladies contagieuses. Le passage de ces émanations morbides ne laisse non plus aucune trace sur les sens, et pourtant leur existence est incontestable; elle se décèle par ses effets, et l'on peut leur assigner un point de départ. Mais dans ce dernier cas, on peut presque toujours mettre les animaux à l'abri du fléau, en employant les moyens préservatifs indiqués plus haut.

Des aliments.

L'exercice occasionne des pertes continuelles que l'animal doit sans cesse réparer. La nature offre, dans le règne organique ces moyens de réparations et les substances qui jouissent de cette propriété régénératrice, ont reçu le nom d'aliment.

Les aliments ne se bornent pas à entretenir la vie en réparant les pertes; ils servent encore à l'accroissement de l'individu, jusqu'au volume que la loi naturelle assigne à chaque espèce.

Le travail des organes digestifs sur les aliments consiste à extraire de leur substance cette partie succulente qu'ils contiennent et que l'on nomme alibile, c'est-à-dire pouvant, après d'autres préparations, être assimilée aux organes de leur partie inerte, et dont une portion expulsée au dehors prend le nom d'excréments.

Pour que le résultat ait lieu sur la masse alimentaire introduit dans le tube digestif, il faut que les organes qui le composent soient parfaitement sains et que chacun d'eux exécute complétement les fonctions qui lui sont propres.

Si une trop grande précipitation dans la déglutition s'oppose à une mastication et à une insalivation convenables, si une irritation chronique de l'estomac ou des intestins accélère les mouvements au moyen desquels ils poussent au dehors la masse alimentaire de manière à ne pas donner aux bouches inhalantes le temps d'absorber les sucs alibiles, ou que ces mêmes suçoirs se trouvent dans un état d'atonie, la digestion est imparfaite et les aliments traversent le tube digestif sans avoir tous atteints le but dans lequel ils ont été admis.

C'est à ces causes que l'on doit attribuer la maigreur constante des animaux qui mangent beaucoup, mais dont les excréments fréquemment rendus, indice d'une mauvaise digestion, doivent leur fluidité à la présence de sucs alibiles ou à celle du chyme, ou bien dans lesquels on rencontre une certaine quantité de matières alimentaires, et principalement de grains qui, n'ayant pas été suffisamment attaqués par les dents, ont résisté à l'action des sucs gastriques et intestinaux. Les aliments sont solides ou liquides ; dans ce dernier cas ils prennent le nom de boisson.

Les aliments solides, tirés d'un petit nombre de familles du règne végétal, sont fournis par les grains entiers, cuits, moulus ou concassés, tels que l'avoine, l'orge et le seigle ou bien par leurs tiges, garnies de leurs feuilles et de leurs sommités pendant ou après la floraison. Dans ce dernier cas ils sont dits fibreux. Le foin et la paille peuvent être donnés verts ou secs avec les tiges entières ou coupées.

Les aliments, outre leur qualité essentiellement nutritives, ont suivant leur espèce, s'ils sont grains ou tiges, selon que les premiers sont entiers, cuits, concassés ou moulus et selon l'espèce de plantes qui fournissent les secondes, d'autres propriétés qui les font ranger en différentes catégories.

Ainsi ils peuvent être cordiaux, échauffants, toniques, analeptiques, rafraîchissants ou débilitants.

Au nombre des aliments cordiaux et échauffants, il faut placer les grains tels que l'avoine, l'orge, le seigle, le froment, les féverolles, etc. ; l'usage de ce dernier est fort rare dans nos localités.

Les aliments toniques sont fournis par les récoltes des bons fourrages des prairies naturelles et artificielles, donnés dans des proportions convenables, lorsque les fourrages sont de bonne qualité.

Le grain cuit, cassé ou réduit en farine, donné en assez grande quantité, et étant mouillé, fournit des aliments réparateurs (analeptiques). On peut y joindre, comme possédant la même propriété, au plus haut degré, les grains des légumineuses fourragères et les tourteaux des plantes oléagineuses, soit en boissons, soit cassés dont l'usage n'est pas assez répandu. On les unit à d'autres aliments tels que foin coupé et humecté ; et ces aliments sont d'autant plus nourrissants qu'ils contiennent plus d'azote.

Les farines délayées données en boisson, les plantes des prairies naturelles ou artificielles données en vert, la paille donnée exclusivement, forment la série des aliments rafraîchissants. Enfin toutes ces substances altérées forment le régime débilitant.

L'usage des aliments se nomme alimentation. Les effets de l'alimentation cordiale et échauffante sont d'exciter la circulation, de relever rapidement les forces, et d'imprimer à toutes les fonctions un surcroît d'énergie. Cette alimentation qui peut être convenable, lorsqu'on l'emploie passagèrement après de grandes fatigues, consiste dans la substitution de l'avoine à une forte portion des aliments fibreux, ce qui ne peut se faire qu'en diminuant le volume de la ration. Son usage prolongé amènerait la pléthore sanguine et par suite le développement d'affections inflammatoires aigues, elle convient principalement, étant sagement réglée, lorsque les chevaux sont sous l'influence d'une température débilitante ou humide.

Une bonne alimentation doit toujours être tonique, parce que c'est de son emploi que proviennent l'entretien de la force musculaire, l'énergie des organes, la réparation convenable des pertes du corps, la santé en un mot. Mais cette alimentation aura d'autant plus ce caractère de tonicité que le principe amer y dominera davantage, et c'est ce qui se rencontre dans les fourrages des prairies artificielles. Ces fourrages donnés dans des proportions convenables, doivent toujours être préférés au foin provenant des prairies naturelles, dont le sol bas, marécageux, produit des plantes de mauvaise nature.

L'alimentation tonique judicieusement donnée ne produit pas l'embonpoint, mais elle procure au système musculaire tout son développement, donne aux fibres une grande fermeté, amène et conserve les chevaux dans cet état favorable que l'on désigne par l'expression être en chair. C'est l'alimentation normale en comparaison de laquelle les autres ne sont que des écarts prescrits par les circonstances et indiqués par l'erreur.

L'alimentation analeptique convient pour les chevaux malingres, épuisés par de longues fatigues, réduits à la maigreur par un mauvais régime, par une diète prolongée, provenant soit de prescription pendant une maladie aigue ou de toute autre cause. Lorsqu'à l'action de cette alimentation on peut joindre celle de la précédente, le but que l'on se propose est plus facilement et plus complétement atteint; et c'est, comme il a été dit, au moyen de farineux un peu mouillés, abondants et nécessairement joints à la ration habituelle.

Vers la fin du printemps, pendant les fortes chaleurs de l'été, il est convenable de mettre en usage l'alimentation rafraichissante pour tempérer l'effet de l'influence atmosphérique, et principalement chez certains animaux qui, par suite de maladies graves et longues, sont restés malingres, maigres et privés d'appétit; dont la digestion est difficile, et dont les forces reviennent lentement. Dans bien des pays, à ces époques, tous les chevaux et les autres animaux sont soumis à ce régime vert. Néanmoins on doit y apporter une sage réserve, en raison de la prédominance du tempérament lymphatique, naturel ou acquis, observé chez quelques chevaux.

Cette alimentation, trop longtemps continuée, principalement avec des plantes de mauvaise nature pourrait devenir débilitante.

Dans le cas où elle serait prescrite comme auxiliaire à la

thérapeutique, on devrait faire usage de plantes provenant des prairies artificielles, des graminées telles que l'escourgeon ou orge d'hiver, et le seigle au moment de la formation de l'épi, et si elle était la suite d'une erreur d'hygiène, elle amènerait une faiblesse pure et simple qui empêcherait de la continuer.

On devrait encore abandonner l'alimentation rafraîchissante, lorsqu'elle est insuffisante pour réparer et entretenir les forces vitales, quand bien même ses aliments seraient de bonne qualité; car l'alimentation débilitante, par suite d'avarie des denrées, occasionne outre la faiblesse résultant de l'absence des principes nutritifs en elle-même, une disposition maladive et bientôt des maladies graves par l'introduction d'agents morbifiques dans l'économie animale.

Les sucs nourriciers qui, dans les aliments, s'unissent à une matière inerte, ligneuse et non alibile, en leur servant de leste indispensable sont formés d'oxigène et d'hydrogène dans des rapports variables, d'autant plus d'azote qu'ils sont plus nourrissants et d'une certaine quantité de carbone.

Ce sont : 1° la matière sucrée; 2° la fécule amylacée; 3° la matière muqueuse ou mucilage ou gomme, 4° le gluten.

1° La matière sucrée peu réparatrice par elle-même quoique presqu'entièrement absorbée, communique aux aliments la saveur agréable et les rend plus faciles à digérer.

Sa présence est un indice de leur bonne qualité et de leur conservation. Elle est plus abondante dans les végétaux qui servent à leur nourriture avant la maturité, quand les fleurs sont passées; on ne la retrouve plus guère que dans leurs grains, et elle existe d'autant moins que les végétaux sont plus jeunes ou qu'après leur récolte ils sont plus desséchés.

2° La fécule est le principe le plus répandu dans les aliments des animaux et un des plus nourrissant, il varie de nature et de composition suivant l'état de ces aliments.

C'est dans l'avoine, l'orge, la farine, etc., que se rencontre plus particulièrement la fécule amylacée; on n'en trouve qu'une petite quantité dans les aliments fibreux. La fécule amylacée fait avec le gluten la base des farines des céréales.

3° La matière muqueuse ou gomme, principe très abondant dans tous les végétaux, existe en plus grande quantité quand les plantes sont vertes que quand elles sont sèches; sa présence est toujours indispensable pour constituer de bons aliments et sa trop grande abondance forme une nourriture relâchante et affaiblissante.

4° Le gluten est le principe le plus nutritif, et dont les caractères chimiques se rapprochent le plus des aliments tirés du règne animal, à cause de la quantité d'azote qu'il contient. On le trouve plus abondamment dans les grains et dans la farine qu'ils produisent, que dans les aliments fibreux; ce qui fait dire des premiers : que sous un petit volume ils contiennent plus de principes nutritifs.

Outre ces éléments nourrissants et une très petite quantité d'albumine, principe éminemment nutritif, que contiennent les farines des céréales et principalement celle de froment, on en trouve d'autres dont la présence n'est pas absolument indispensable à la nutrition ; mais qui, servant de condiment, excitent de diverses manières les organes digestifs et constatent la qualité des aliments.

Tels sont le principe amer et le tanin que l'on rencontre dans quelques-unes des plantes qui entrent dans la composition du foin, les acides, les sels, les principes particuliers d'où dépend l'arôme propre à chacune d'elles, une certaine quantité de résine dans l'écorce des grains et une huile volatile sous cette même écorce dans quelques-uns, principalement dans l'avoine, ce qui rend ce grain plus convenable pour la nourriture des chevaux.

Du foin.

On nomme foin l'herbe des prairies naturelles, lorsqu'elle a été fauchée et desséchée de manière à pouvoir se conserver.

La qualité du foin peut donc dépendre, 1° de l'espèce de plantes qui se trouvent dans les prairies ; 2° de l'époque à laquelle les plantes ont été coupées; 3° des variations atmosphériques qui ont accompagné la fenaison ; 4° de la nature du sol selon son plus ou moins d'élévation, des engrais, etc. :

5° des circonstances qui ont accompagné la conservation du foin; 6° du temps qui s'est écoulé depuis la fenaison.

De l'espèce de plantes qui se trouvent dans les prairies.

Les plantes qui couvrent les prairies naturelles peuvent être :

1° Bonnes; 2° peu alimentaires et insuffisantes, sans être pour cela dangereuses, sauf l'inconvénient qui peut résulter d'une alimentation trop pauvre; 3° nuisibles, communiquant au foin qu'elles forment des éléments d'autant plus mauvais qu'elles se trouvent en plus grand nombre.

1° Les bonnes plantes peuvent se diviser en celles qui contiennent plus ou moins abondamment le principe sucré, féculent, muqueux, et en celles dont la légère amertume, la sapidité particulière ou l'arôme les font rechercher des chevaux, rendent le fourrage tonique et en facilitent la digestion.

Dans la première classe et au premier rang se trouvent les graminées, que l'on désigne sous le nom de céréales et toutes les autres plantes, excepté celles qui seront mentionnées dans la deuxième division, et presque toutes les légumineuses. On peut placer en seconde ligne et à peu près, selon leur qualité, les plantes suivantes : les pimprenelles, les carottes, le cerfeuil sauvage, les épervières, les scabieuses, les spirées, la grande marguerite, les scorsonères, les centaurées, le carvi odorant, etc.

2° Les plantes de deuxième classe fournissent un foin de qualité inférieure, parce qu'elles contiennent peu de principes nutritifs, qu'elles sont dures et ligneuses, ou enfin garnies d'aiguillons qui peuvent blesser l'intérieur de la bouche et qu'elles répandent en outre une odeur désagréable qui dégoûte les chevaux. Ces plantes sont parmi les cypéracées, quelques laîches ou carex, les choins; parmi les graminées, les panis, les brômes, les stypes, les agrostis; parmi les légumineuses, les arrête-bœuf; parmi les ombellifères, la coriandre, le cumin, les polygonées, les caryophyllées, les labiées, les borraginées, les rosacées, les orchidées, etc. (1).

(1) Par exemple, le foin provenant des marais desséchés, dont le sol

3° Enfin les plantes nuisibles qui ne contiennent aucun ou presque aucun principe nutritif, qui sont âcres ou vénéneuses, et dont les feuilles ou les tiges peuvent affecter non-seulement la bouche mais encore d'autres parties du tube digestif sont : toutes les naïadées, le plus grand nombre des cypéracées, les joncs, les pédiculaires, les irridées, les scrophulaires, les papavéracées, les renonculacées, les colchicacées, les euphorbiacées, les camomilles, les chardons, les roseaux, etc.

De l'époque de la Fenaison.

Pour que le foin, sous le rapport de la fenaison, soit de bonne qualité, il faut qu'il ait été fauché à époque variable, suivant la saison, les climats et les localités, alors que la plus grande partie des plantes qui le composent sont en fleurs. Alors le sucre, la fécule et le gluten, parties essentielles à la plante pour qu'elle fournisse un fourrage nourrissant, sont dans leur plus grand développement soit dans la tige, soit dans les feuilles et les fleurs.

Le mucilage se trouve dans toute la plante et contient une moins grande quantité d'eau qu'avant cette époque ; les autres principes sont répartis à peu près également dans chacun des individus auxquels ils sont propres. Les végétaux jouissent dans toutes leurs parties de toutes leurs propriétés.

Avant cette époque, l'eau de végétation abonde dans les plantes pour favoriser leur croissance, le mucilage contenu sous un petit volume paraît plus abondant; les autres principes existent à peine, et d'autant moins que le moment de

---

est peu riche ne peut donner les mêmes éléments que celui qui est produit par une bonne végétation. De tous les fourrages, aucun n'est plus trompeur que celui qui provient des prairies naturelles. Quantité de foins plaisent à l'œil, à l'odorat, et, malgré les apparences trompeuses, affaiblissent l'animal qui s'en nourrit, le font maigrir. Son ventre prend de l'ampleur, et trop souvent son corps se couvre de vermine. Il est donc prudent, même indispensable de connaître le sol qui produit ces plantes ; car il arrive que de gros foins, peu flatteurs à l'œil, mais récoltés dans un bon terrain, ces foins, dis-je, donnent aux animaux qui s'en nourrissent une bonne alimentation.

la floraison est plus éloigné. Si alors on coupe l'herbe des prairies non-seulement elle fournit peu de foin, mais encore elle sèche difficilement et fournit un aliment relâchant, non réparateur, quelle que soit d'ailleurs la bonne qualité des plantes de la prairie; mais ceci est fort rare, l'intérêt du propriétaire s'y oppose.

Il nous arrive fréquemment et principalement dans nos localités de voir du foin qui a été fauché trop tard, c'est-à-dire lorsque les fleurs de la majeure partie des plantes sont passées et que la graine est formée. Tout le travail de la nature a pour but cette formation, quand il est atteint, c'est sur ce nouvel être que se porte la plus grande partie des sucs; alors les autres s'évaporent, les feuilles se flétrissent et tombent, la tige se dessèche, et la plupart des végétaux herbacés ne fournissent plus qu'une matière sans consistance, sans saveur et impropre à servir d'aliments réparateurs.

Le foin ainsi récolté est sec, cassant, décoloré, inodore et devient facilement poudreux.

Des circonstances atmosphériques qui ont précédé ou accompagné la fenaison.

Lorsque le printemps a été chaud et sec, et que cette température règne pendant la fenaison, les plantes des prairies (naturelles ou artificielles), acquièrent peu de développement; les sucs qu'elles contiennent sont renfermés sous un plus petit volume, l'eau seule manque.

Lorsqu'elles sont fauchées leur dessication est plus facile, plus prompte et plus complète. Le foin qui en provient étant toujours donné au même poids et contenant plus de principes nutritifs est plus savoureux et plus nourrissant; il fournit au sang des matériaux plus excitants, et son abus, peut déterminer des irritations intestinales et des gastro-cérébrales.

Si au contraire l'herbe des prairies a cru sous l'influence d'une température humide, si de longues pluies ont détrempé la terre pendant la durée de la végétation, il arrive que, par l'absence de la lumière et de la chaleur et par l'action de l'eau, la partie inférieure des plantes est décoforée, altérée dans son organisation, et présente tous les caractères de l'étiolement ; elle produit un foin lavé. En outre, cette herbe prend plus de volume, et la surabondance d'eau qu'elle contient en distendant les parties, délaie dans une trop grande étendue les sucs nourriciers.

Quand est elle coupée, sa dessication devient difficile, et d'autant plus lente que la température humide se prolonge pendant la fenaison, et alors le foin perd de sa qualité.

Il est aisé de concevoir qu'il contient très peu de principes nutritifs, sous un plus gros volume ; et comme ordinairement il est donné à un poids à peu près égal, son usage détermine l'amaigrissement, la faiblesse et l'invasion des affections chroniques que l'absence des principes alibiles peut occasionner, et que le défaut de vitalité et d'énergie chez les chevaux auxquels on le distribue fait développer.

Le mal est encore plus grand, lorsque par suite de longues pluies les eaux viennent à déborder peu de temps avant la récolte du foin.

Quand l'eau se retire, elle laisse sur l'herbe le sable et la vase qu'elle avait amenés avec elle, et qui s'attachent aux tiges et aux feuilles. Le foin que l'on récolte après des accidents de ce genre est dit vasé.

En raison de la durée de l'inondation, de son élévation et du retard qu'elle a apporté dans la récolte, le foin a perdu de ses qualités nutritives, et sous ce rapport, il produit les mêmes effets que celui dont les qualités ont été détruites par les pluies. En outre, la vase qui s'y est attachée, et que les chevaux avalent en grande quantité, porte dans le sang, et lui communique ses propriétés délétères. De là résultent ces maladies toujours graves : la morve, le farcin, le charbon, les affections putrides, la phthisie pulmonaire, etc.

A la suite de brouillards, de rosées abondantes qui se montrent avant la fenaison, on voit naître sur un grand nombre de tiges qui entrent dans la composition du foin une altération nommée rouille, qui consiste dans des taches très nombreuses, brunâtres, grisâtres ou jaunâtres, pulvérulentes et ayant en apparence quelque analogie avec la rouille de fer ; soit que ces taches dépendent de la présence d'une végétation parasite de l'espèce du champignon à laquelle on aurait donné le nom d'uredo, ou bien que ce soient des ulcères rongeurs qui détruisent le parenchyme de la plante, la rendent cassante et dénaturent les sucs nés sous l'influence d'une température débilitante. Leur présence annonce un foin non seulement dépourvu de la majeure partie de ses éléments nutritifs, mais encore un foin dans lequel il s'est développé un principe malfaisant. Son usage détermine bientôt la maigreur, l'épuisement, et peut en outre donner naissance à des affections gastro-intestinales, souvent putrides et charbonneuses.

Une trop grande chaleur peut lui être également nuisible, en amenant dans l'eau de végétation une évaporisation trop prompte et trop complète pour que la réaction des sucs nourriciers contenus dans les plantes puisse avoir lieu. Une grande partie de ceux-ci est détruite ou absorbée par la chaleur avec l'eau qui leur servait de véhicule, et le foin devient sec, cassant, inodore, et ne fournit qu'un aliment peu nourrissant.

Du Foin provenant des prairies qui par leur position, par a nature du sol, de leurs engrais et les plantes de ces prairies participent comme tous les autres êtres à la nature du sol et des éléments sous lesquels elles vivent, et tirent des caractères qui différencient les foins récoltés dans les diverses localités.

Ainsi dans les prairies basses et marécageuses, on voit abonder les laîches, les prêles, les souchets, les roseaux, les joncs. Ce foin résultant du mélange de ces plantes avec quelques graminées, qui acquièrent un grand développement, est gros, rude au toucher, d'un vert glauque, sans odeur, ou répendant l'arôme pénétrant de la menthe aquatique, qui s'y trouve souvent mêlée ; s'il a subi par suite de la fenaison quelque altération, l'odorat est désagréablement frappé de ces émanations marécageuses, terreuses et de son odeur de moisi. Ce foin est de mauvaise qualité, et doit toujours être rejeté.

Quelles que soient la nature du sol, des prairies, leur exposition ou leur élévation, si elles sont environnées de grands bois qui usent le sol et privent la plante des sucs que la terre pourrait lui fournir, et surtout dans ce cas si elles ont peu d'étendue, de manière que l'ombre des arbres se projetant sur elles les prive de l'influence du soleil ; les plantes qui y croissent seront étiolées, et fourniront un foin décoloré, inodore, sans principes nutritifs.

Le foin, malgré la plus belle apparence, peut être refusé par les chevaux par rapport à l'odeur que lui auront communiqué certains engrais répandus sur le sol et qui n'auront pas été suffisamment atténués par la pluie. Il peut aussi devenir nuisible à la santé, comme l'ont constaté plusieurs cas, à la suite des cendres provenant de fabriques de plomb, de cuivre ou de tout autre métal, semées sur des prairies naturelles et artificielles. Les plantes données aux animaux ont occasionné des empoisonnements.

Des circonstances qui accompagnent la conservation du foin.

Après la récolte, il est selon l'usage du pays de le conserver amoncelé dehors, en grosses meules ou placé immédiatement dans des greniers ou dans des granges.

Dans ce dernier mode de conservation, il peut arriver qu'une première dessiccation trop complète, ou que l'humidité dépendant du local, ou celle encore que le foin aura contracté par suite de l'atmosphère pendant les charrois, occasionne la moisissure.

C'est le résultat d'une fermentation lente, putride, qui décompose et détruit les principes nutritifs. Elle commence par amollir la partie ligneuse, puis la rend sèche, cassante, et fait naître une matière blanchâtre ou blanche à laquelle on assigne une place parmi les végétaux sous le nom de bissus ou de mucor. Cette matière, d'une odeur particulière et nauséeuse, a fait donner au foin qui a subi cette altération, le nom de foin moisi.

Il n'y a qu'une faim extrême qui puisse décider les animaux à faire usage de ce fourrage, qui devient alors pour eux la cause de maladies graves.

Il peut arriver que l'humidité qu'a conservé le foin après la récolte, ne soit pas assez considérable pour donner lieu à la moisissure. Dans ce cas, et si comme dans le précédent, il n'est pas pénétré d'une assez grande quantité d'air pour enlever cette humidité, elle donne lieu à la fermentation d'une autre nature sous l'influence de laquelle le foin peut s'enflammer; mais dont l'effet le plus commun est de s'échauffer, alors il prend une teinte brune plus ou moins foncée suivant le retard que l'on a mis à arrêter cet accident.

Il reprend une odeur âcre, se brise facilement, et devient un mauvais aliment.

Dans les greniers où les murs sont humides, la partie du foin qui touche ces murs salpêtrés, s'altère par ce contact, perd son arôme et sa propriété nourrissante, contracte un goût désagréable, et les animaux laissent dans les râteliers le foin de cette nature.

Le foin déposé dans les greniers dont le plancher est mal joint au moyen de perches, de claies à jour, etc., perd de sa qualité. Les émanations des écuries, vacheries et bergeries, imprègnent les fourrages, leur communiquent une odeur repoussante, et les rendent impropres à la nourriture des animaux.

Quel que soit le soin que l'on apporte pour garantir le foin de ce qui pourrait l'altérer; il ne conserve guère toutes ses qualités nutritives au-delà de quinze à dix-huit mois (à moins, toutefois de soins particuliers et exceptionnels). Après ce laps de temps, sa dessiccation est trop complète, il a perdu son odeur, sa saveur, ainsi que sa couleur. Il est devenu jaunâtre et terne, et les aliments alibiles sont anéantis. Il ne reste qu'un parenchyme inerte, friable, et qui ne peut servir d'aliment. La poussière qui résulte de la facilité avec laquelle il se brise, le rend nuisible pour les organes respiratoires, et il n'est pour les organes digestifs qu'un leste incommode et quelquefois dangereux par la résistance qu'il oppose à leur action.

Caractère du bon Foin.

Il existe un grand nombre de causes qui peuvent altérer le foin et le rendre plus ou moins impropre à servir à la nourriture des animaux; car il faut une réunion remarquable de circonstances pour que le pain du cheval soit tout à fait convenable. Lorsqu'elles existent, le foin présente les caractères suivants, plus ou moins marqués, selon l'espèce de prairie qui l'a produit.

Sa couleur doit être d'un vert particulier, approchant de celui dit feuilles mortes, offrant une nuance plus ou moins foncée et plus ou moins égale selon la nature de la prairie et la variété des plantes qui le composent, et, quelle que soit cette nuance, il doit avoir une apparence légèrement lustrée.

D'après les mêmes conditions, les tiges de ces plantes doivent avoir un certain degré de finesse; mais elles doivent toujours être souples et difficiles à casser, ce qui annonce qu'elles n'ont pas été récoltées trop tard ni conservées trop longtemps. Elles doivent être garnies de leurs feuilles qui partageront les mêmes caractères, et de leurs fleurs si les espèces en comportent la conservation pendant les différentes manipulations que l'on fait subir au foin.

Son odeur doit être agréable et peu prononcée quel que soit l'arôme qui prédomine, qu'il soit fourni par les émanations suaves de la flouve odorante, ou par celles des bonnes plantes qui n'appartiennent pas à la famille des graminées ou par le mélange de toutes celles qui s'échappent d'un foin bien récolté : aucune ne doit prédominer.

On doit retrouver au goût, outre la saveur sucrée qui existe dans presque toutes les bonnes plantes, la saveur qui est propre à chacune d'elles et dont les nuances, toujours agréables, ne peuvent être rapportées à aucune autre substance sapide.

Quand on remue le bon foin, il fait entendre un léger bruissement, indice accessoire de sa récolte et de son degré convenable de siccité.

Lorsque le foin a été coupé trop tôt, la molesse empêche que le choc des plantes rende aucun son ; lorsqu'il est coupé trop tard, le bruit est sec et comme crépitant.

A moins que ce ne soit un foin très court provenant de prairies hautes et récolté à la suite d'une saison très sèche, il se fait peu de déchet lorsqu'on délie et que l'on secoue une botte de bon foin. Le foin des prairies marécageuses et celui qui a été récolté trop tôt, se sépare difficilement ; celui qui est trop vieux, qui a mûri sur pied, se brise lorsqu'on le remue.

Quant au regain des prairies naturelles on ne doit jamais en donner aux chevaux, il doit être réservé pour les autres animaux, et autant que possible, avant de le donner, il faut le mélanger avec des pailles d'avoine et d'orge.

Fourrages des prairies arti cielles.

L'homogénéité de ces fourrages rend plus facile la distinction de ses bonnes et de ses mauvaises qualités et ils sont, par plusieurs motifs, moins sujets aux altérations que le foin des prairies naturelles; les terrains sur lesquels on les cultive étant ordinairement moins rapprochés des ruisseaux et des rivières, ils ne courent pas les risques des inondations et de leur suite.

Le sainfoin, la luzerne et le trèfle sont les plantes qui fournissent la grande partie de ces fourrages; on peut y joindre, mais dans une moins grande proportion, les diverses variétés de mélilot, de vesces, de lupin, de ray-grass, la fromentale, les gesses, etc.

Lorsque ces fourrages n'ont contracté aucune mauvaise odeur, que leurs tiges ont conservé de la souplesse, on peut être assuré qu'ils sont bons. Après la dessiccation leur couleur varie suivant les espèces de plantes. Cependant le fourrage étant bien sec, doit avoir généralement une couleur plutôt verte que jaune-paille. Cette dernière nuance prouverait que la plante aurait été coupée trop mûre.

Dans les prairies artificielles qui ont plusieurs années d'existence, et toujours d'après la nature du sol qui les produit, il arrive que les plantes qui forment la base de ces prairies (sainfoin, luzerne, trèfle), s'épuisent, meurent et sont remplacées par des graminées qui mûrissent plus vite que les autres plantes. Cet ensemble forme un fourrage de mauvaise qualité, principalement lorsque la fénasse (brome stérile) y abonde. Les barbes des épis de cette plante sont dangereuses et très souvent ont occasionné des accidents, et même la perte d'animaux. La prairie artificielle où cette fenasse règne en trop grande partie, devrait être donnée en vert ou être fanée avant la maturité de l'épi de cette plante.

Les fourrages annuels sont composés de plantes légumineuses et graminées. On les nomme bisailles, dravières, composés de pois gris, de vesces, de gesses, d'avoine, et, dans quelques pays, de petites fèves. Toutes ces plantes sont dans des proportions différentes selon le sol qui doit les produire. Cet ensemble forme un fourrage vert d'excellente qualité, lorsqu'il est récolté sec; la récolte demande beaucoup de soin. Lorsqu'il est trop mûr, la graine s'est formée aux dépens de la tige qui ne fournit que de la paille; récolté au moment de la formation de la graine, ce fourrage, donné avant son entière fermentation devient, par son excès de principes nutritifs, très échauffant et peut occasionner des affections graves des voies digestives; on doit le donner pendant l'hiver et dans les proportions convenables, après être légèrement battu, afin d'extraire la graine la plus mûre,

Dans certains pays de culture, on appelle hivernage un mélange de plantes telles que blé, seigle, avoine et orge d'hiver (escourgeon) pois gris, vesces, fèves, féveroles, etc. Toutes ces plantes forment au printemps un fourrage vert, abondant et d'excellente qualité, qui sert dans bien des pays du Nord à donner le vert à tous les animaux de l'exploitation.

De la Paille.

La paille de froment est généralement employée pour la nourriture des chevaux. En Champagne, la paille de seigle remarquable par sa finesse et quelquefois mélangée de lentillon, garnie encore d'une certaine quantité de sa graine, fournit une nourriture de bonne qualité, et donne aux chevaux qui s'en nourrissent une énergie spéciale et commune dans ces localités. Cette paille ou fourrage doit être donnée après le temps nécessaire pour opérer la fermentation dans la graine du lentillon; s'il était donné avant ce temps, il deviendrait dangereux pour les animaux qui s'en nourriraient.

Les pailles d'avoine et d'orge doivent plus spécialement être réservées pour les espèces bovines.

La paille doit offrir les caractères suivants : couleur d'un blanc jaunâtre ou d'un jaune tendre uniforme et luisant sur le doigt, excepté aux nœuds où elle est plus matte et plus foncée, tige plus ou moins fine selon que la terre qui l'a produite était plus forte ou plus légère, plus ou moins fumée, ou que l'année a été humide ou sèche, mais toujours flexible et garnie de ses feuilles ; épis garnis de leurs calices et de leurs balles, odeur suave qui lui est particulière, et qui est plus développée lorsqu'elle est fraîche battue, souvent doucâtre, amylacée et légèrement sucrée.

Dans plusieurs départements du midi de la France, les tiges de la paille au lieu d'être creuses comme dans certains départements du centre et du nord, sont remplies d'une moelle légère, amylacée et un peu sucrée. Cette paille recherchée par le cheval suffit en partie à sa nourriture.

La paille est souvent mélangée avec d'autres plantes qui lui donnent une mauvaise qualité. Ces plantes sont : le coquelicot, le bluet, la moutarde, la nielle, la bourrache, la buglose, la vipérine, la fumeterre, etc.

Elle peut aussi contenir de bonnes plantes fourrageuses qui proviennent de diverses légumineuses et des graminées, comme le trèfle, le lentillon, le liseron, le caille-lait, la spergoute, etc.

Les causes qui amènent les diverses altérations du foin peuvent aussi occasionner celle de la paille qui alors offre dans son emploi, comme aliment, les mêmes inconvénients qui ont été signalés en parlant du foin.

Elle peut être terrée, rouillée, charbonnée, ce qui se reconnaît aux taches brunes et noires qui existent sur les tiges et sur les feuilles.

Quelquefois elle reflète une couleur brunâtre, et l'odeur qu'elle répand est désagréable.

Le dégoût que les chevaux témoignent pour la paille de cette qualité, indique assez que l'on ne doit pas la donner comme nourriture sans exposer les animaux à de graves maladies.

La bonne paille fournit une nourriture saine. Ce qui a donné lieu à ce vieux proverbe : « Cheval de paille, cheval de bataille. »

Les pays où les chevaux ont le plus de vigueur, sont ceux où la paille forme avec le grain la base de la nourriture.

De l'avoine.

La quantité des principes nutritifs que contient l'avoine et la propriété excitante qu'elle doit aux parties résineuses et aromatiques que renferme son écorce, en font un des aliments les plus importants pour le cheval. Il est donc du plus grand intérêt de veiller avec soin à ce qu'elle réunisse toutes les qualités qui rendent son usage avantageux.

Il existe des avoines de plusieurs variétés, et dont l'écorce offre différentes teintes, ou dont les semailles se font avant ou après l'hiver. La meilleure est celle dont l'écorce est la plus fine, parce qu'alors son poids indique plus de farine, elle doit être pesante (l'hectolitre doit peser au moins 45 kilogrammes), les grains intacts doivent s'échapper facilement, lorsqu'on en presse une poignée; ce qui résulte de leur degré convenable de siccité, du poli et du lustre de leur écorce. Ils ne doivent pas avoir d'odeur. L'écorce doit adhérer exactement à l'amande, la farine qui compose celle-ci doit avoir une saveur agréable.

L'avoine peut éprouver plusieurs espèces d'altérations, elle peut être mélangée avec d'autres graines qui viennent naturellement avec elle, et dont les propriétés sont malfaisantes, telles que le senevé ou moutarde des champs, l'ivraie, le coquelicot, le plantain, etc. Il en est de même lorsqu'il se rencontre de la terre, des petites pierres, dont la présence peut offenser les dents des chevaux, et dont l'introduction dans le tube digestif peut amener des accidents.

Elle peut encore recevoir la poussière des balles des grains avortés, nommés folle avoine, et avoir germé par suite d'un javelage trop longtemps continué. Dans ce cas, elle est légère, n'échappe pas à la main, lorsqu'on en prend une poignée; le grain est noirâtre, ridé ou boursoufflé, sans lustre, recouvert d'une poussière adhérente, dont la pointe, quelquefois a le bout refoulé, répandant une odeur désagréable, soit de moisi, soit d'échauffé, et dont la farine grisâtre est d'une saveur âcre, nauséeuse. Une avoine pareille, outre qu'elle ne nourrit pas les chevaux, porte dans l'économie la cause de maladies graves.

L'avoine, trop nouvellement récoltée, contient encore

une humidité fermentiscible dont l'action amène de graves inflammations gastro-intestinales, des indigestions souvent mortelles et le vertige.

On ne doit la donner aux chevaux qu'après avoir jeté son feu, deux mois environ après la récolte. Avant cette époque, son odeur d'amande, sa saveur douceâtre, son reflet, la mollesse du grain la font assez connaître.

Si cependant on devait en donner avant cette époque, on pourrait, pour éviter les accidents, la faire tremper dans de l'eau pure, ou y ajouter du sel en poudre.

Du Son.

Le son est l'écorce des semences des céréales dont on a plus ou moins séparé la farine par les différentes opérations de la mouture. Le son doit avoir la couleur du blé ou des autres graines qui l'ont fourni. Le teint jaunâtre de la pellicule et de la blancheur éclatante de la farine doit avoir une odeur douce et peu sensible d'une saveur pâteuse et agréable; il doit contenir encore une certaine quantité de farine qui s'attachera aux mains et aux vêtements, blanchira l'eau et augmentera la quantité alimentaire dont il est doué.

Le son s'imprègne très facilement de l'humidité atmosphérique et fermente. Alors il répand une odeur d'abord acide, puis putride; il se prend en masse, se pelotte, et la couleur blanchâtre devient graduellement brunâtre.

Cette putréfaction s'opère d'autant plus rapidement que l'atmosphère est plus humide et plus chaude et que l'endroit qui le recèle est plus humide.

Le son qui reste dans les mangeoires mal jointes et mal tenues, par suite de barbottage, contracte les mêmes changements et produit le même effet.

On en fait usage pendant les temps de chaleur, et à la suite du régime sec. Mélangé à l'eau, il atténue l'état d'excitation que développe la sécheresse des aliments.

Le son peut subir différentes altérations. La moisissure doit le faire exclure de la nourriture des animaux. En effet on sait que cette altération dans les substances alimentaires peut donner lieu, chez l'homme comme chez les animaux, à des accidents graves et même causer la mort.

M. A. Chevalier, pharmacien chimiste, auteur du dictionnaire des altérations et falsifications des substances alimentaires, etc. (tome II 1852.), cite un exemple de falsification du son.

« Article Son. En 1840, M. Lesage-Picou a signalé la » falsification du son par la sciure de bois blanc qu'on y » avait mélangé dans la proportion de 35 à 40 p. %.

» Ce son avait été livré au sieur G.., nourrisseur à Paris, » qui avait soupçonné la fraude par la quantité moindre de » lait que les vaches lui fournissaient depuis qu'il employait » cette nouvelle livraison.

» Cette fraude, plus commune qu'on ne le pense, serait » mise de nouveau en pratique.

» Les conclusions du rapport sont : 1° que le son, que » nous avons examiné par suite du jugement rendu par la » sixième chambre, le 9 décembre 1840, a été mêlé à de » la sciure de bois ; 2° que ce mélange a une moindre valeur » que le son et qu'il peut être nuisible à la santé des ani- » maux qui en font usage.

» Les falsificateurs furent condamnés, le 25 juin 1841 :

» 1° Les sieurs M.... et B.... chacun à six mois de pri- » son et à 1000 francs d'amende.

» 2° Le sieur M.... jeune à trois mois de prison et 200 » francs d'amende.

» 3° Enfin solidairement les sieurs M.... et B.... aux » frais avec contrainte par corps pendant un an. »

Le son peut encore contenir du sable et d'autres matières étrangères qui ne peuvent que nuire aux animaux qui s'en nourrissent

De l'Orge.

Dans nos localités, l'orge n'est donnée généralement que cassée, moulue ou cuite. Ces différentes manières de l'employer sont les seules convenables sans crainte d'accidents. L'orge donnée sans ces précautions n'est pas toujours digérée, elle occasionne des coliques, des indigestions, la fourbure, etc.

La farine d'orge doit être d'un blanc tirant sur le jaune, parfaitement sèche, onctueuse au toucher, sauf l'expression de rudesse que lui donne le cortex qu'elle contient. Son odeur doit être douce, peu sensible, sa saveur qu'il est très important de consulter est fade et pâteuse. Elle peut être mélangée avec d'autres farines qui auraient subi des altérations, avec celles de maïs, de seigle, de vesces, de fèves. Un examen scrupuleux peut le faire connaître tant à l'odeur qu'au goût qui ont du rapport avec ceux des graines dont elles proviennent. Elle peut être mélangée avec du plâtre ; dans ce cas on peut s'en rendre compte par le lavage. La farine se délaie, tandis quele plâtre se précipite.

A la suite de maladies, lorsque les animaux ont besoin d'un régime réparateur, la farine d'orge donnée en boisson les nourrit, et entretient en même temps la liberté du ventre. Quelquefois les animaux n'appètent pas cette boisson qui est grasse, mais pour leur rendre agréable, on y ajoute un mélange de son dans des proportions différentes.

Du Vert.

Le vert est la nourriture fournie par l'herbe des prairies naturelles et artificielles ou par les tiges des céréales. Les unes et les autres sont données fraîches, soit avant, soit au moment de la floraison.

Cette nourriture n'est pas habituelle ni convenable à tous les cheveux, elle doit être considérée comme régime exceptionnel, dont la prescription demande du discernement. Pour qu'elle produise un effet favorable, le choix des chevaux auxquels on l'applique, ainsi que les précautions dont on doit l'accompagner exigent une certaine attention.

Le vert convient : 1° aux chevaux dont l'âge fait présumer qu'ils n'ont pas acquis toute leur croissance et qui ne trouvent pas dans le régime sec les matériaux assez favorables ni assez nombreux pour l'achever ; 2° aux jeunes chevaux convalescents de maladies aigues ; 3° à ceux qui, sans avoir été malades, ont maigri par suite de changements de localité et de régime ; 4° aux chevaux dégoûtés, malingres, languissants, qui ont le poil piqué, la peau sèche, les muqueuses apparentes injectées, la bouche chaude et sèche, le ventre relevé, retroussé, les urines rares, odorantes et colorées, les excréments secs, durs, noirs, fétides, et à tous ceux enfin qui annoncent un état général de malaise dépendant le plus ordinairement d'une irritation des organes digestifs; 5° à tous les chevaux qui sont atteints d'affections cutanées, rebelles, de maladies vermineuses; 6° aux chevaux dont les membres sont fatigués, dont les articulations et les tendons souffrent, dont les aplombs sont faussés. Ces derniers doivent recevoir le vert en liberté.

On ne doit jamais donner le vert : 1° aux vieux chevaux chez qui la faiblesse sénile des organes plutôt que leur état d'irritation amène la maigreur; 2° aux chevaux atteints d'affections chroniques de quelque nature qu'elles soient : dans ces deux cas la propriété relâchante du vert ne manque jamais d'aggraver l'état de ces chevaux; 3° on ne le donnera pas non plus au chevaux en bon état, bien portants, vigoureux et auxquels un aussi grand changement dans l'alimentation non-seulement ne produirait aucun effet avantageux, mais encore pourrait amener une perturbation dont les résultats deviendraient fâcheux.

Le vert, en liberté, convient au jeunes chevaux pour lesquels l'exercice libre et continuel, active et développe les forces, et à ceux qui ont besoin de rétablir leurs membres fatigués.

On ne doit pas choisir les prairies marécageuses, non-seulement à cause de la nature du terrain, mais encore à cause de la mauvaise qualité des plantes trop aqueuses et l'air humide que les animaux y respireraient. Le voisinage d'égouts qui servent à répandre sur les prairies des eaux impures, l'emploi de certains engrais qui ont communiqué à l'herbe une odeur désagréable et une qualité nuisible, sont un motif d'exclusion. On ne devra pas non plus mettre les chevaux au vert dans les prairies entourées de frênes et de troënes, par rapport aux mouches cantharides qui se nourrissent de la feuille de ces arbres, et qui, tombées sur l'herbe et avalées par les animaux, leur occasionnent des accidents graves.

On aura la précaution avant de les lâcher de les déferrer des pieds de derrière, afin d'éviter les dangers causés par les ruades.

Pour le vert au râtelier, il est nécessaire de reconnaître

la qualité des plantes naturelles, artificielles ou graminées. Cette herbe ne doit rien contenir de nuisible ni de répugnant pour les chevaux, et doit être composée de plantes qui renferment abondamment des principes nutritifs.

Il faut, s'il est possible, couper le vert, lorsqu'il n'est plus couvert de rosée, et toujours quelques heures avant d'être donné au chevaux.

Ainsi, l'on fauchera dans la soirée celui que l'on fera consommer dans le repas du lendemain matin, et deux ou trois heures après le lever du soleil celui qui devra être donné dans la soirée du même jour.

Cette précaution est nécessaire pour éviter les météorisations que pourrait occasionner la rosée ou la trop grande abondance de l'eau de végétation. Cette herbe doit être placée dans un endroit couvert afin d'être à l'abri des rayons du soleil qui la fanerait, et d'être préservée de la pluie qui y ajouterait une quantité d'eau dont l'effet serait de déterminer chez les chevaux un état de faiblesse pernicieux. Il est convenable aussi qu'elle soit exposée à un courant d'air qui en empêchera la fermentation.

Les repas du vert ne peuvent être copieux et fréquents; les chevaux se dégoûtent et refusent ensuite de manger l'herbe que leur haleine a échauffée. (Elle doit être retirée du râtelier et donnée aux bestiaux).

Quel que soit le vert que l'on donne, et comme les différentes espèces de vert ne sont pas également appétées par les chevaux, on devra toujours commencer par donner les moins savoureuses les premières.

La luzerne, le sainfoin sont donnés ordinairement; le moment le plus convenable pour leur emploi est celui de la floraison ou celui qui la précède.

On donne plus rarement le trèfle qui contient beaucoup d'eau de végétation et qui, s'altérant facilement, détermine fréquemment des indigestions, et dispose à la pléthore et aux affections charbonneuses.

Le trèfle incarnat n'offre pas les mêmes inconvénients et peut être donné au moment de la floraison.

Les dravières, bisailles, les hivernages, fournissent un vert excellent qui, donné à l'époque convenable, c'est-à-dire au moment de la fleur, et lorsque les grains commencent à se former, est très nourrissant.

Plus avancée, cette nourriture deviendrait échauffante et pourrait occasionner des accidents très graves.

Le seigle, l'escourgeon fournissent un vert excellent, principalement le deuxième, appelé encore sucrillon, qui fournit le meilleur aliment.

Il faut donner ces deux plantes avant la sortie des épis ou au commencement de l'épiage, car leurs barbes rudes se logent dans l'intérieur de la bouche, et peuvent empêcher les animaux de manger, et causer des abcès dans leur bouche et les parties voisines.

D'après ce qui précède, le moment de la fleuraison des végétaux destinés à être consommés en vert, est celui où l'on doit les employer. Cependant l'herbe des prairies naturelles fait exception; car alors elle est trop dure et ne contient pas assez d'eau de végétation qui donne au vert la propriété relâchante et rafraîchissante. C'est donc un peu avant la fleuraison du plus grand nombre de plantes des prés qu'il faut commencer à donner le vert.

La durée du vert doit être basée sur les effets relativement aux motifs qui en ont déterminé l'usage. Chez tel cheval, il suffira de faire durer ce régime quinze à vingt jours, tandis que chez un autre on pourra le faire continuer pendant six semaines à deux mois.

La cessation des symptômes de maladies ou de malignités contre lesquels on le prescrit, et l'embonpoint convenable succédant à la maigreur indiqueront suffisamment qu'il faut remettre le cheval à la nourriture qu'on ne lui a supprimée que par nécessité.

Des bons effets du Vert.

Le vert bien administré se digère plus facilement que les aliments secs; son premier effet est laxatif en raison de l'eau de végétation qu'il contient, les excréments deviennent plus mous, les urines plus copieuses et plus chargées; la peau transpire; elle s'assouplit et se couvre d'une crasse épaisse, grisâtre et onctueuse. L'abondance des sucs que contient l'herbe verte ne fournit pas seulement aux excrétions; elle augmente la quantité de sang dont elle abaisse la température, et élève la force du pouls par rapport à la pléthore qu'elle détermine. Sous l'influence de cette activité, dans la circulation, on voit renaître la vivacité, la gaieté, et se développer l'embonpoint.

Il arrive quelquefois qu'une erreur a été commise et que le vert est nuisible aux chevaux; alors une salive épaisse et filante coule continuellement de la bouche; l'urine est claire et rare; la fiente est liquide et quelquefois fétide; elle contient des parties d'herbes non digérées; la peau continue à être et à devenir sèche et adhérente; les membres s'engorgent, et la circulation se ralentit. Le peu d'appétit, la tristesse, et l'abattement achèvent d'indiquer le danger auquel le régime vert expose le cheval.

C'est dans les premiers jours que l'on s'aperçoit de ces résultats, et le premier soin est la suppression de ce régime.

Précautions à prendre pour le vert.

Le vert à l'écurie doit avoir ses repas réglés; on doit donner deux fois par jour des boissons ordinaires, ou mieux ajouter dans l'eau de la farine d'orge ou du son : il est nécessaire que les chevaux, mis au vert, soient soumis à un exercice capable de combattre l'atonie et la molesse qui déterminent ce régime.

Le traval léger secondera parfaitement l'effet du vert. De bons pansages sont nécessaires pour débarrasser la peau des produits de cette prespiration insensible qui est le résultat des bons effets de ce régime.

On ne devra pas faire passer brusquement les animaux du régime vert à celui du sec, principalement les chevaux. On devra suivre une gradation afin de ne pas faire éprouver de transition brusque; on commencera par mélanger une certaine quantité de foin ou de paille en diminuant graduellement le fourrage vert, afin d'arriver, au bout de six jours environ, à ne donner que du fourrage sec. On suivra la gradation opposée lorsque l'on commencera le régime vert.

On peut donner aux chevaux mis au vert, sans cause grave de maladie, une certaine quantité d'avoine ; on obtiendra plus promptement et plus complétement de bons résultats sur ceux qui sont mis au vert pour maigreur ou pour développement incomplet.

Cette addition d'avoine serait nuisible pour les chevaux qui souffriraient encore par suite de maladies aiguës.

Quant aux saignées, appliquées avant, pendant et après le vert, elles doivent être regardées comme inutiles, et elles sont toujours dangereuses pour les chevaux mis au vert en liberté, par rapport au trombus et aux hémorragies qui en sont la suite ; au frottement amené par le prurit de la cicatrisation, ou à la présence de moucherons sur la plaie de la saignée.

Les indications, pour saigner les animaux mis au vert, sont la rougeur vive des muqueuses apparentes, le gonflement des veines sous-cutanées, la dureté du crotin, la tristesse et le dégoût des aliments.

Il arrive quelquefois que le vert donné sans un examen attentif des animaux, détermine souvent des indigestions. C'est un indice que le vert ne convient pas, on doit le supprimer.

On devra, à la sortie du vert, ne pas soumettre les chevaux au travail sans précautions. Les chevaux qui viennent de quitter le vert n'ont pas encore puisé dans la nourriture sèche la vigueur nécessaire aux travaux fatiguants. Outre la fatigue, on aurait à craindre les fréquents arrêts de transpiration et leur conséquence.

De l'Eau.

L'eau est la seule boisson des animaux. La plus saine est celle qui est insipide, claire, inodore et limpide. Celle des rivières est plus salutaire que celle des puits ; elle contient une plus grande portion d'air en dissolution, c'est pourquoi elle est plus légère et plus digeste.

Outre l'air, on peut trouver dans l'eau, sans que pour cela elle cesse d'être potable, une certaine quantité d'acide carbonique et quelques sels calcaires qu'elle dissout plus ou moins ou qu'elle tient en suspension.

Lorsque ces sels sont trop abondants, lorsque dans les essais auxquels on soumet l'eau pour connaître sa qualité, leur présence empêche les légumes secs d'y cuire, qu'ils s'attachent abondamment sous forme d'une couche grisâtre aux parois du vase dans lequel on fait évaporer l'eau, et que celle-ci s'oppose à la dissolution parfaite du savon et le fait caillebotter, elle est dite crue ou dure ; son usage alors est pernicieux, il occasionne des coliques, trouble la digestion et peut amener toutes les maladies que peut produire une assimilation imparfaite.

De même que les aliments solides servent à apaiser la faim, l'eau sert à étancher la soif ; elle favorise l'alimentation en humectant les aliments solides et en facilitant leur digestion.

« La meilleure renferme environ quatorze millièmes de » son volume d'air, un autre gaz qui, probablement, et » même certainement est favorable à la santé, est l'acide » carbonique. Il s'y trouve ordinairement dans la propor- » tion de quatre, cinq ou six pour mille. » (PAYEN, 2me *Leçon d'hygiène publique*, 1852.

L'eau de pluie est généralement bien aérée, et par conséquent de bonne qualité, elle peut ne pas toujours être pure, et entraîner avec elle des débris d'animaux ou de végétaux.

Les sels qu'elle dissout dans son passage, les conduits qu'elle traverse, les réservoirs où elle séjourne plus ou moins longtemps sans être renouvelée, rendent son usage impropre et nuisible ; néanmoins elle est sujette à se purifier. L'air qu'elle contient s'en dégage et elle devient lourde et indigeste. Ces changements sont d'autant plus rapides qu'il fait plus chaud et que l'eau est moins renouvelée.

L'eau de puits, par rapport à sa position souterraine, à sa stagnation et à son peu de contact avec l'air, est lourde et d'autant plus indigeste qu'elle contient en suspension une plus grande quantité de sels calcaires ; ce qui la rend peu propre à servir de boisson sans quelque préparation. Pour la rendre meilleure il faut y mettre un millième de carbonate de soude, il en résulte la décomposition du sulfate de chaux et l'eau peut être alors d'un usage utile.

Le voisinage d'égouts, de latrines, peut communiquer à

l'eau des puits un goût et une odeur qui rend son usage, comme boisson, nul et dangereux.

L'eau courante des rivières, dont le fond est sablonneux, rocailleux, est la plus légère en ce que par son mouvement continuel elle se mêle avec beaucoup d'air. Mais sa pureté est sujette à être altérée par la nature de son lit, s'il est vaseux ou formé d'un sol calcaire, ou bien par les substances végétales et animales qui s'y décomposent.

C'est surtout, lorsque le cours d'eau est lent, que les bords sont encombrés de plantes aquatiques ou bien pendant son passage dans les villes, et après les avoir traversées, qu'elle est plus malsaine en raison de la quantité de matières putrides et putrescibles qu'elle entraîne avec elle.

C'est principalement en été, quand la chaleur de l'atmosphère a fait dégager une grande partie de l'air contenu dans l'eau, qu'elle a élevé sa température, diminué le volume des courants et concentré ainsi sous un petit volume les matières étrangères qui y sont suspendues, que l'eau est plus malfaisante.

L'eau fournie par la glace ou par la neige récemment fondue, outre sa froidure, est trop peu aérée pour être bonne.

L'eau des puits étant peu aérée, la température étant toujours à peu près la même, et variant par conséquent relativement à la température atmosphérique, il est indispensable d'obvier à ce que ces deux conditions peuvent offrir de nuisible aux animaux.

Pour cela, pendant l'été, on remplira les abreuvoirs (auges, baquets), assez tôt pour que l'eau perde de sa fraîcheur par son contact avec l'air extérieur et pour que l'on puisse favoriser son mélange avec ce fluide en la battant, en y ajoutant une certaine quantité de son.

En hiver, comme la température de l'eau de puits est ordinairement plus élevée que celle de l'air, qu'elle s'abaisse promptement quand l'eau est dehors; ce n'est donc qu'au moment de faire boire les animaux qu'il faut la tirer.

Sans ces précautions, l'eau prise trop froide, pas assez aérée, occasionne souvent des coliques, des malaises, des refus de manger et par suite le développement d'affections graves.

Lorsque les chevaux vont boire à la rivière, l'eau finit par altérer leur corne. On peut, pour parer à ces inconvénients, graisser les sabots avec l'ougnent de pieds ou avec tout autre corps gras assez consistant.

L'eau des rivières, qui contiennent beaucoup de sels calcaires en dissolution, produit des engorgements des membres et des crevasses par suite de la fraîcheur et de l'irritation que ces sels déterminent sur la peau.

Les eaux des mares, dont on abreuve les animaux, sont généralement très-malsaines. Ces mares ne sont ordinairement que le réceptacle des eaux qui s'écoulent des cours des fermes, et des parties solubles des fumiers.

Ces eaux croupies, noires, sales, bourbeuses, infectes, chargées de myriades d'insectes et des débris d'animaux, ont pour sol une vase épaisse qui, remuée par les pieds des animaux qui vont boire, exhale, notamment pendant l'été, une odeur putride des plus dangereuses. Ces eaux sont cause d'une foule de maladies graves, le plus ordinairement mortelles et principalement d'affections de caractère sceptique et gangréneux.

Voici un exemple frappant de la mauvaise qualité de ces eaux.

Un berger d'une ferme des environs de Sézanne déclarait dernièrement, et devant plusieurs personnes, que des choux arrosés par lui avec de l'eau de l'abreuvoir étaient morts, ayant les racines comme brûlées.

Est-il étonnant maintenant de rencontrer des animaux malades après avoir pris une semblable boisson ?

Si les cultivateurs se trouvent dans la nécessité de faire boire de ces eaux impures, il est nécessaire de procéder à leur clarification.

Un appareil peu coûteux consiste à établir près de l'abreuvoir un grand tonneau pouvant contenir l'eau nécessaire pour abreuver journellement les animaux de la ferme.

Ce tonneau cerclé en fer, autant que possible, doit être supporté par des poteaux afin qu'il soit élevé du sol ; un robinet doit être établi près de la partie inférieure, et au milieu environ de sa hauteur doit exister un fond percé d'une infinité de petits trous disséminés çà et là. La surface supérieure sera garnie d'une toile en laine peu serrée ou mieux d'une toile de crins et remplie d'une couche de charbon de bois assez grossièrement pilé. Ce filtre, dont on peut également se servir dans les maisons, purifie les eaux les plus impures et les rend potables.

L'eau de la mare pourra être conduite à la partie supérieure du tonneau, soit au moyen d'une pompe aspirante ou par tout autre moyen. L'eau retirée à l'aide du robinet inférieur est conduite dans une auge qui sert pour abreuver les animaux.

Dans les fermes où les mares sont près des bâtiments, on peut, par des gouttières, recueillir les eaux de pluie et à l'aide de corps descendants, de canivaux ou de conduits souterrains, les diriger dans la mare.

Ce système, peu coûteux, a le très grand avantage de renouveller l'eau de la mare, et de la rendre plus saine.

On ne devra pas négliger d'éviter l'écoulement des eaux provenant des fumiers, qui sont toujours malsaines et qui retirent aux fumiers les parties les plus fertilisantes.

Ces procédés peu coûteux et faciles à exécuter ne devront pas être oubliés par les cultivateurs, afin d'éloigner les causes graves qui concourent au développement de ces maladies malheureusement trop fréquentes, qui occasionnent la ruine de bien des cultivateurs.

Des soins à apporter au Pansage.

Le pansage de la main favorise et entretient la transpiration insensible. Quand il est négligé, une crasse onctueuse s'accumule sur la peau; on bouche les pores, et cette fonction, si importante pour le maintien de la santé altérée, devient la cause de troubles dans l'harmonie des fonctions, et peut occasionner un grand nombre de maladies.

La transpiration insensible en se desséchant couvre la peau d'une crasse abondante qui sèche sur les poils, y laisse un résidu qui les réunit et les agglutine; la poussière, l'humidité des écuries s'y attachent, et il résulte de tout cela une malpropreté, un cachet qui répugne à l'œil, et qui est peu en rapport avec les services rendus par le cheval. A la suite de ces mauvais soins, il survient un malaise, un prurit gênant qui force le cheval à se gratter avec ses pieds et ses dents, ou à se frotter contre les corps durs qui sont autour de lui. Pour peu que l'on néglige de l'en débarrasser, il en résulterait des affections de la peau, et par suite, les organes qui sympathisent avec elle, se trouveraient affectés.

Les ustensiles employés pour le pansage sont assez connus pour ne pas en donner de grands détails, il ne sera pas cependant sans utilité d'en dire quelques mots.

L'étrille peut blesser la peau, si l'on n'a pas le soin, quand elle est neuve, de la frotter contre une pierre dure pour émousser ses dents.

On ne doit l'employer que sur les endroits qui recouvrent des parties molles et qui sont garnies de poils.

Le bouchon de paille ou de foin la remplace sur ceux qui sont très voisins des parties osseuses, sur les membres, les hanches, l'épine dorsale, la tête et sur ceux où elle ne pourrait passer, et où elle produirait une impression douloureuse.

Le bouchon sert pour enlever la sueur, la boue, l'eau. Cette opération se fait avec une poignée de paille sèche. Lorsqu'il doit remplacer l'étrille, on doit, autant que possible, faire une forte corde de paille, que l'on réunit, serrée et entaillée.

L'époussette est ordinairement un lambeau d'étoffe de laine ou une queue de cheval, dont on se sert après l'étrille et après le bouchon, pour chasser la poussière qu'ils ont soulevée.

La brosse sert pour enlever la crasse dont l'étrille et le bouchon ne se sont pas chargés, et que l'époussette n'a pas fait sortir.

L'éponge sert à laver les yeux, les naseaux, l'anus et les parties où la peau est fine et où elle secrète une humeur qui en se concrétant pourrait l'irriter. On s'en sert aussi pour laver, lorsqu'il fait chaud, la crinière, la queue. On unit ensuite avec le peigne, et sans les arracher ni les casser, les crins hérissés par le lavage, et au moyen de l'époussette on enlève l'eau qui y est restée ou qui s'est répandue sur les parties environnantes.

Chez quelques chevaux toute la peau, ou seulement quelques unes de ses parties sont douées d'une sensibilité excessive.

Peut-être une disposition ou chatouillement leur rendent insurportable l'action des instruments de pansage, outre la douleur que les frottements occasionnent au cheval, ils l'excitent à se livrer à des mouvements désordonnés qui le fatiguent, et pendant lesquels il peut se donner des contusions ou des efforts d'articulations qui peuvent devenir graves, et dont le résultat serait de faire redouter au cheval l'approche de l'homme, et de le rendre craintif, difficile à harnacher et à ferrer.

On remplace pour ces chevaux les effets de pansage par la brosse de crins ou de racines, et par une poignée de paille ou de foin. Il s'accoutume à ce frottement, en l'exerçant graduellement.

Les effets de pansage peuvent servir d'agents à la transmission des maladies contagieuses, principalement lorsque les principaux symptômes de ces maladies se montrent à la peau. On ne doit pas en oublier la désinfection ou la destruction.

De la Ferrure.

La ferrure est une opération à laquelle on n'attache pas toute l'importance qu'elle réclame, et qui consiste à fixer un fer à la face plantaire du sabot (ou ongle), afin d'empêcher la corne de s'user sur le sol. Elle sert aussi à pallier certains défauts de conformation ou altération du sabot, à rectifier certains vices des aplombs et à rétablir les allures.

Le plus ordinairement, lorsqu'on doit ferrer les chevaux on les conduit à la forge. Un assez grand nombre de chevaux témoignent pour cet endroit une répugnance que l'on surmonte presque toujours par des moyens de rigueur.

On pourrait par des moyens contraires arriver à de meilleurs résultats et rendre les animaux plus dociles pendant ces sortes d'opérations.

L'opération de ferrer est presque toujours douloureuse pour l'animal. On commence par lever le pied et par enlever le vieux fer avec précaution, afin de ne pas éclater la paroi du sabot au moyen du rogne-pied. On frappe avec le brochoir pour égaliser la surface, puis avec le boutoir on régularise le bord plantaire, afin de faciliter la pose du fer.

Cette opération demande beaucoup de soin pour rendre au sabot et aux aplombs la ligne naturelle.

L'action de poser le fer chaud sur le pied exige bien des précautions, afin d'éviter les accidents de solle chauffée, brûlée. De cette sécheresse résultent des seimes, des pieds cerclés, encastelés.

L'opération d'implanter les clous n'est pas moins douloureuse, si le fer est trop juste, s'il ne garnit pas assez le pied et qu'il soit étampé trop gros, les clous pénètrent plus avant dans le pied et occasionnent de la douleur : il peut en résulter des boiteries graves.

Le pied du cheval, quand il n'est pas ferré, est élastique. Au moyen de cette propriété, il s'élargit lorsqu'il supporte le poids d'une partie du corps et reprend sa première forme, lorsqu'il n'éprouve aucune pression.

Les parties sensibles que recouvre l'ongle partagent cette élasticité, cèdent et se rétractent avec le mouvement de la corne.

Le fer que l'on fixe au pied anéantit d'autant plus l'exercice de cette propriété qu'il lui oppose plus de résistance par sa mauvaise ajusture. Dès que, par un accident quelconque, il n'est plus interposé, le pied reprend son élasticité.

La perte de l'élasticité du pied n'est pas le seul inconvénient qu'entraîne la ferrure ; en s'opposant à l'exercice de cette propriété, le fer nuit aussi à sa croissance normale. L'ongle, plus évasé à son bord inférieur qu'à sa partie supérieure (couronne) croîtrait dans ce sens, si cette direction n'était pas gênée, tandis qu'il ne peut que s'allonger, et par rapport à l'obstacle qu'il trouve à son élargissement, comprime d'une manière plus ou moins douloureuse les parties qu'il recouvre.

En s'allongeant sous la protection du fer, la corne change les rapports d'aplombs entre le pied et les parties supérieures des membres, d'où il résulte dans chaque articulation et dans les tendons, des tiraillements, un malaise et quelquefois des douleurs qui contribuent à aggraver les autres causes de destruction des chevaux ou à borner la durée de leur service par rapport à la perte des aplombs et de la force des membres.

Il arrive très souvent que des boiteries dont on a cherché inutilement la cause, disparaissent par le seul fait d'avoir rétabli la forme du pied et sa direction, et empêchent les tiraillements dans les régions supérieures.

L'habitude qu'ont les maréchaux de poser le fer chaud, est après la perte de l'élasticité du pied occasionnée par le fer, la principale cause des altérations de la corne. Par l'impression d'un fer brûlant sur la corne, elle se ramollit momentanément.

Les parties humides, les sucs sont altérés par la partie brûlée, et c'est à cette cause qu'il faut attribuer son dessèchement, le resserrement du sabot, sa friabilité et beaucoup de maladies de pied.

Le fer doit toujours remplir parfaitement le contour du sabot et doit se modeler sur la forme du pied. Il existe un axiôme qui dit : Que le fer doit être fait pour le pied et non le pied pour le fer.

Si l'on s'écarte de ce principe, le fer qui ne cède pas fera céder la corne, déformera le pied et exercera une compression sur les parties vives ; il en résultera une boiterie qui mettra le cheval hors de service, ou une gêne dont la réaction sur l'économie rendra le service moins bon et occasionnera une usure prématurée des aplombs.

Ne peut-on pas comparer, par analogie, cette souffrance du cheval gêné par le fer à celle de l'homme qui a une chaussure qui le fait souffrir, et dont l'empressement est toujours de la retirer.

Le cheval ne peut en agir ainsi, il faut donc apporter la plus grande surveillance à une bonne ferrure.

L'ajusture consiste en une convexité qu'on donne au fer de manière que la partie de la face supérieure porte sur la paroi sans que le restant de sa largeur touche sur la sole ; lorsque cette convexité n'est pas assez prononcée dans le contour du fer, il peut porter sur la sole, la fouler, donner lieu à des contusions que l'on nomme sole battue, etc. Si le fer ne porte que partiellement sur la sole, il détermine des compressions désignées sous le nom de bleimes.

Si, au contraire la convexité est trop forte, l'appui est gêné, le pied vacille sur la surface bombée que lui offre le fer, les mouvements sont raccourcis et précipités, les parties supérieures sont bientôt fatiguées; des corps étrangers et durs s'engagent entre le fer et la sole, et déterminent des accidents.

Les étampures du fer ordinairement au nombre de huit, doivent être placées de manière que les clous puissent être implantés dans la partie la plus épaisse de la corne, partie qui occupe une place différente aux pieds de devant et aux pieds de derrière.

Elles seront, en outre, à une distance telle du bord externe du fer que la pointe des clous ne puisse pénétrer que dans le milieu de l'épaisseur de la paroi.

Les étampures trop près du bord externe, font dire que le fer est étampé maigre; les clous ne prennent pas assez de corne, le fer est fixé d'une manière peu solide, et expose le cheval à se déferrer. Si, au contraire, elles sont trop éloignées du même bord, on dit que ce fer est étampé gras et l'on risque alors de piquer ou d'enclouer les chevaux.

L'épaisseur de la paroi et sa régularité dépendant de certains pieds, guident encore sur la place que peuvent occuper les étampures relativement à la rive externe du fer. Les étampures trop rapprochées peuvent faire éclater la corne.

Le fer peut pécher par excès ou par défaut de longueur, de largeur et d'épaisseur; trop long et trop large, il s'arrache facilement, soit par le pied opposé, soit par des chevaux marchant de front, soit en retirant le pied des obstacles qui agissent sur les rebords. Si dans les pieds de devant le fer est trop long de la pince, le mouvement du membre est raccourci, et le cheval est exposé à butter. Si c'est un pied postérieur le prolongement peut atteindre le fer du pied antérieur d'où il résulte l'action de forger ou frapper les talons ou les tendons, et occasionner par ces coups répétés des contusions toujours graves, telles que atteintes, nerf-ferrure, etc.

Lorsque les branches de fer sont trop longues, le mouvement se ralentit, le fer peut porter sur les talons, les meurtrir et faire naître des bleimes.

Si c'est aux pieds antérieurs, il résulte du retard que cet excès de longueur apporte pour les lever, parce que les pieds postérieurs les atteignent. D'où résultent non-seulement les autres accidents déjà signalés, mais encore l'arrachement du fer.

Lorsque les fers sont trop larges en dedans ou garnissent trop, le cheval se coupe, peut poser sur le rebord du fer, l'ébranler, l'arracher, etc.

Les fers trop courts de branches rendent les mouvements plus prompts, mais les parties que le fer ne garantit pas sont sujettes aux accidents que peut produire un sol dur, inégal. Les talons sont plus bas, le poids du corps n'est pas également réparti sur la circonférence du pied, les cornes tendineuses sont tiraillées et la fatigue survient promptement.

Les fers trop étroits qui ne garnissent pas assez, que la corne déborde, présentant une surface moins étendue que celle du pied, n'offrent pas un appui assez solide ; ils tiennent les pieds serrés, ne protègent pas la corne contre le sol et exposent les chevaux à être piqués, et à une infinité d'accidents.

Enfin, les fers dont l'épaisseur n'est pas également répartie changent les aplombs en élevant davantage une partie aux dépens de l'autre, occasionnent des tiraillements fatiguants dans les articulations et dans leurs liens d'attache. Ceci s'applique particulièrement aux crampons qui, lorsqu'ils ne sont pas utiles pour marcher sur les terrains glissants, nuisent en rejetant l'appui sur la pince, s'il y en a deux, ou en mettant le pied de travers s'il n'y en a qu'un (à moins toutefois de cas exceptionnels dans les aplombs faussés).

Les mouches par lesquelles on remplace quelquefois les crampons et les bosses qu'on lève dans diverses circonstances, offrent aussi les inconvénients des fers dont l'épaisseur est inégale.

Une ferrure bien appliquée pallie certains vices de conformation et les altérations de la corne ; elle peut remédier du moins en partie à ces pieds vicieux, petits, étroits et encastellés, relativement au volume du corps, aux pieds trop volumineux, plats, combles, et aux pieds gras.

La ferrure peut remédier, rectifier les défauts d'aplombs

qui proviennent d'un vice de la corne ; elle contribue aussi à rectifier les défauts d'aplombs chez les chevaux droits, arqués, brassicourts, rampins. Il en est de même chez les chevaux panards, cagneux, et ceux qui se coupent, etc.

Une surveillance plus exacte aux pieds des poulains éviterait bien des défauts de conformation du sabot et, par suite, des aplombs.

Cette surveillance aurait (pour le propriétaire et pour l'Etat) un immense résultat en régularisant la forme du sabot et les aplombs, mais encore en habituant le poulain à se laisser lever les pieds et plus tard à se laisser ferrer.

Quantité de bons chevaux perdent de leur valeur, et ne sont pas admis dans la remonte pour cause de l'irrégularité des pieds, des aplombs et de la difficulté de les ferrer.

La ferrure à froid a l'avantage d'éviter bien des accidents signalés plus haut. Dans certains pays, en Espagne par exemple, la ferrure s'y fait toujours à froid. Ne peut-on pas donner comme le motif principal et comme facilitant beaucoup la grande malléabilité du fer dans ce pays, malléabilité telle que l'on peut ajuster les fers, lever des pinçons et des crampons sans chauffer le fer.

Cette méthode de ferrer exige une grande habitude, un coup d'œil et de la dextérité.

Du Harnachement.

Le harnachement demande une bonne ajusture aux différentes formes que présente le cheval, cette partie de l'hygiène réclame de la propreté, une surveillance exacte à remédier aux plus petites blessures que pourrait occasionner un harnais mal ajusté.

Le collier qui embrasse l'extrémité inférieure de l'encolure et sur laquelle s'exerce principalement le tirage par la résistance qu'elle offre aux épaules, au poitrail et au garrot, exige un soin tout particulier, la force du cheval étant dans son bon ajustement.

La sellette ne réclame pas moins de soins pour l'ajustage de ses arçons.

La bride doit laisser à la tête toute la liberté ; les yeux ne doivent pas être frottés par les œillères qui occasionneraient des maux d'yeux ; ils pourraient en se renouvelant causer la perte de la vue.

Le mors doit être assez large pour éviter de blesser la bouche, il doit aussi ne pas être trop élevé, il plisserait la commissure des lèvres et occasionnerait des blessures. S'il était placé trop bas son effet serait changé.

Les autres parties du harnais, les avaloires, sangles, croupières, etc. doivent également laisser la liberté de mouvement afin de ne pas nuire au travail.

Les harnais de trait généralement sont beaucoup trop pesants, ils gênent le cheval et nuisent au travail. Une erreur assez répandue est que le harnachement lourd facilite le tirage et donne de la force au cheval. Cette erreur est préjudiciable, car l'attraction n'a pas lieu par le poids de l'animal, mais bien par sa force musculaire.

L'exemple le plus frappant est le gros cheval charnu comparé au mulet.

Les soins de propreté doivent être scrupuleusement observés.

Acclimatement.

Le pays qui ne produit pas assez de chevaux pour les besoins du service doit avoir recours au pays d'élèves. Le changement d'habitudes que les organes doivent subir, lorsqu'un animal quitte le pays où il a été élevé ou celui où il a vécu longtemps pour en habiter un autre dont le climat est différent, se nomme acclimatement.

Ce travail et ces révolutions sont d'autant plus pénibles et s'opèrent plus difficilement que les différences dans les transitions sont plus sensibles, que les fatigues de l'émigration ont été plus grandes et que les chevaux sont moins vigoureux. Ils n'ont presque jamais lieu sans des altérations plus ou moins graves, passagères ou permanentes et quelquefois occasionnent la perte de l'animal.

C'est à ce travail d'acclimatement qu'il faut attribuer les nombreuses maladies sur les jeunes chevaux, principalement sur ceux qui ne sont pas arrivés à l'âge de l'entier développement et dont le climat, la nourriture, les habitations et les soins offrent de grandes différences.

Par l'effet de soins bien entendus, et de la régularité avec laquelle ils sont donnés, on voit quantité de jeunes chevaux terminer sans peine leur accroissement et leur développement, atteindre un degré au-dessus duquel on ne devait pas attendre et achever leur acclimatement sans maladie.

Chez d'autres, placés dans des conditions opposées, surviennent la maigreur, les affections catarrhales et pulmonaire, une convalescence longue, de là l'atonie, par suite une déformation dans l'ensemble du cheval, le dépérissement et la mort.

On doit donc apporter tous les soins hygiéniques pour soustraire les chevaux aux influences nuisibles et pour atténuer les effets de ces maladies causées par l'acclimatement.

« Jamais, avec un air pur, avec une eau pure, avec une » terre salubre, avec des aliments sains et pris dans une » juste mesure, vous ne produirez, dans l'économie de » l'homme et des animaux, ces étranges mutations qui » donnent la mort ou provoquent un état maladif ou une » réaction, quelle qu'elle soit ; l'excès de la nourriture ou » la disette, l'excès du travail ou du repos, les inégalités » de la température, etc., donneront des maladies. »

Docteur Pariset (*Discours sur la Peste*, 1846).

Sézanne, le 20 juillet 1852.

DÉCOSTE.

TYP. DE BONIEZ-LAMBERT.

Équivalents de la valeur nutritive des Fourrages[1].

DÉSIGNATION DES ALIMENTS.	Eau normale	[illegible]	[illegible]	Équivalent
Foin ordinaire de prairies naturelles	11,0	1,34	1,15	100
— choisi, de très bonne qualité	13,0	1,50	1,30	[illegible]
des prairies naturelles	13,8	2,40	2,07	58
débarrassé des tiges les plus ligneuses	14,0	2,41	2,10	56
— de luzerne	16,0	1,66	1,38	83
Trèfle rouge de deuxième année, coupé en fleur, sec	10,1	1,70	1,54	75
coupé en fleur, vert	76,0	[illegible]	0,05	311
Paille de froment nouvelle, récolte de 1841 (Alsace)	26,0	0,36	0,27	426
Paille de froment ancienne des magasins militaires de Paris	8,5	0,53	0,49	236
— partie inférieure de la tige	5,3	0,43	0,41	280
— partie supérieure, l'épi compris	9,5	1,42	1,33	86
Paille de seigle nouvelle, récoltée en Alsace	18,7	0,30	0,24	479
ancienne des environs de Paris	12,2	0,50	0,42	250
Paille d'avoine	21,0	0,36	0,30	383
— d'orge	11,0	0,30	0,26	460
— de pois	8,5	1,96	1,79	65
— de millet	19,0	0,96	0,78	157
— de sarrasin	11,6	0,54	0,48	240
— de lentilles	9,0	1,18	1,01	113
Vesces fauchées en fleurs et fanées	11,0	1,19	1,14	101
Fanes de pommes de terre	76,0	2,30	0,55	209
Feuilles de betteraves champêtres	88,9	4,50	0,50	223
— de carottes	70,9	2,94	0,85	135
— et tiges de topinambours	80,4	2,70	0,37	311
Choux pommés	92,3	3,70	0,28	411
Rutabaga (Alsace), récolte de 1841	91,0	1,83	0,17	676
Navets	92,5	1,70	0,13	885
Betteraves champêtres, récolte de 1838	87,8	1,70	0,21	548
Betteraves blanches de Silésie	86,0	1,43	0,18	639
Carottes	87,6	2,40	0,30	382
Topinambours, récolte de 1839	79,2	1,60	0,33	348
— récolte de 1836	75,3	2,20	0,42	274
Pommes de terre, récolte de 1838	75,9	1,50	0,36	319
récolte de 1836	79,4	1,50	0,37	314
conservées dans les silos	76,8	1,49	0,36	383
Marc de pommes à cidre séché à l'air	6,4	0,63	0,59	195
Pulpe de betteraves à sucre, sortant de la presse	70,0	»	0,38	293
Vesces en grains	14,6	5,13	4,37	26
Féveroles	7,9	5,50	5,11	22
Pois jaunes secs	8,6	3,84	3,54	37
Haricots blancs	5,0	4,30	4,38	26
Lentilles	9,0	4,40	4,00	29
Maïs nouveau	16,0	2,00	1,64	70
Sarrasin	12,5	2,40	2,10	[illegible]
Orge (Alsace), récolte de 1836	13,2	2,02	1,76	65
Farine d'orge des magasins militaires de Paris	15,0	2,40	2,13	65
d'Alsace	13,0	2,20	1,90	69
Avoine d'Alsace, récolte de 1838	20,8	2,20	1,74	68
— récolte de 1836	12,4	2,26	1,98	[illegible]
Avoine des magasins militaires de Paris	14,5	1,99	1,70	68
Seigle d'Alsace, récolte de 1838	11,5	1,70	1,50	77
— récolte de 1836	11,5	2,27	2,00	58
Froment d'Alsace, récolte de 1836	10,5	2,33	2,09	55
récolte de 1838	14,3	2,30	2,00	57
— (le même), récolté dans un sol fortement fumé	16,0	3,18	3,05	43
Farine de froment d'Alsace	12,5	2,30	2,30	44
Son frais arrivant du moulin (Alsace)	27,1	2,18	1,50	59
Son des magasins militaires de Paris	15,0	2,72	2,30	50
Balles de froment	7,0	0,94	0,85	130
Riz de Piémont	13,5	1,35	1,20	92
Tourteau de madia sativa	14,2	5,70	5,90	22
— de lin	13,4	6,00	5,20	22
— de colza	10,5	5,50	4,92	23
— de chenevis	5,0	4,78	4,21	27
— de pavot	6,0	5,70	5,36	21
— de noix	6,0	5,59	5,24	22
— de faînes	6,2	3,53	3,31	35
Glands secs	»	»	0,80	142
Marc de raisin desséché à l'air	48,2	3,31	1,71	68

[1] *Économie rurale de Boussingault*, 1844.

www.ingramcontent.com/pod-product-compliance
Ingram Content Group UK Ltd.
Pitfield, Milton Keynes, MK11 3LW, UK
UKHW022137260726
13993UKWH00003B/1499